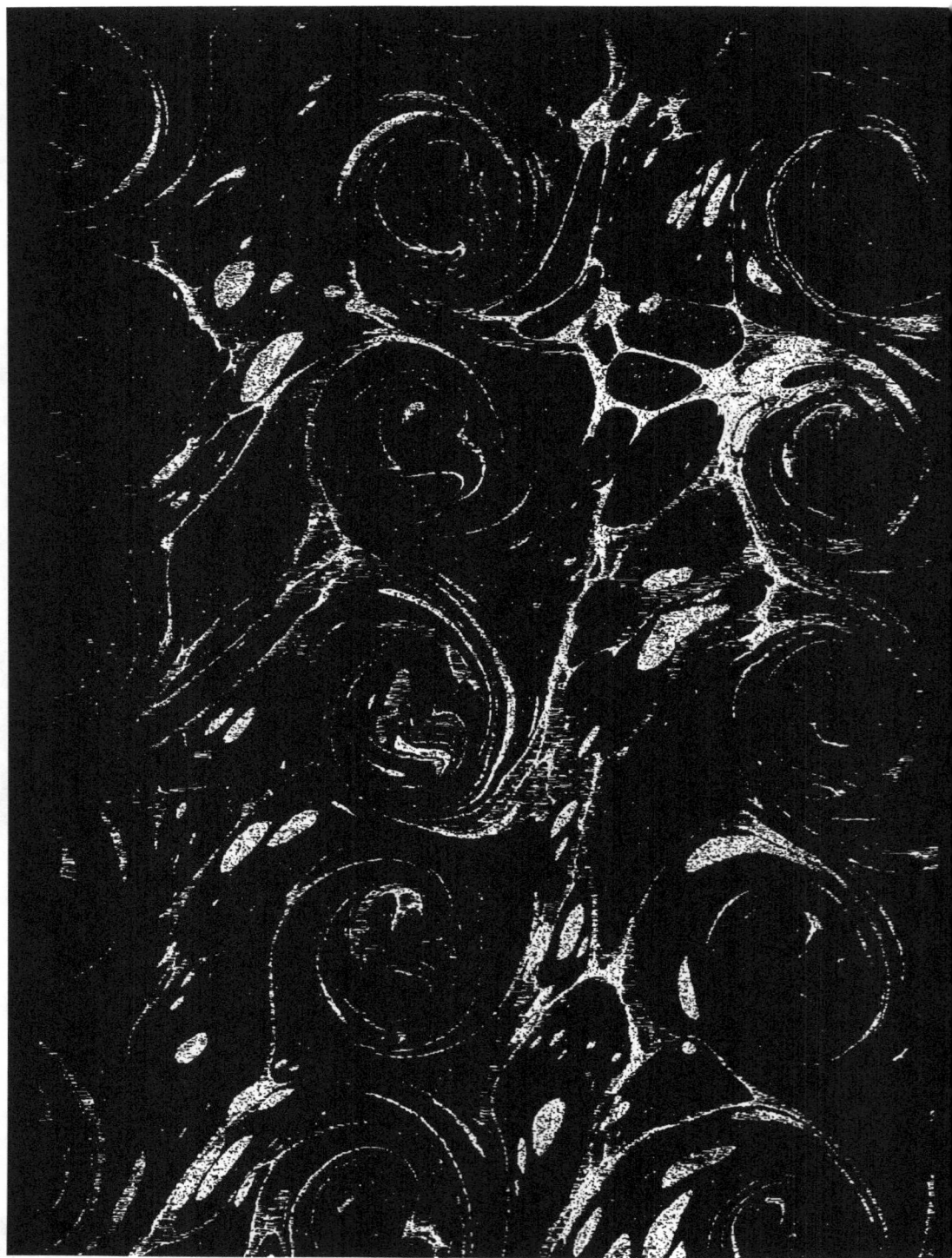

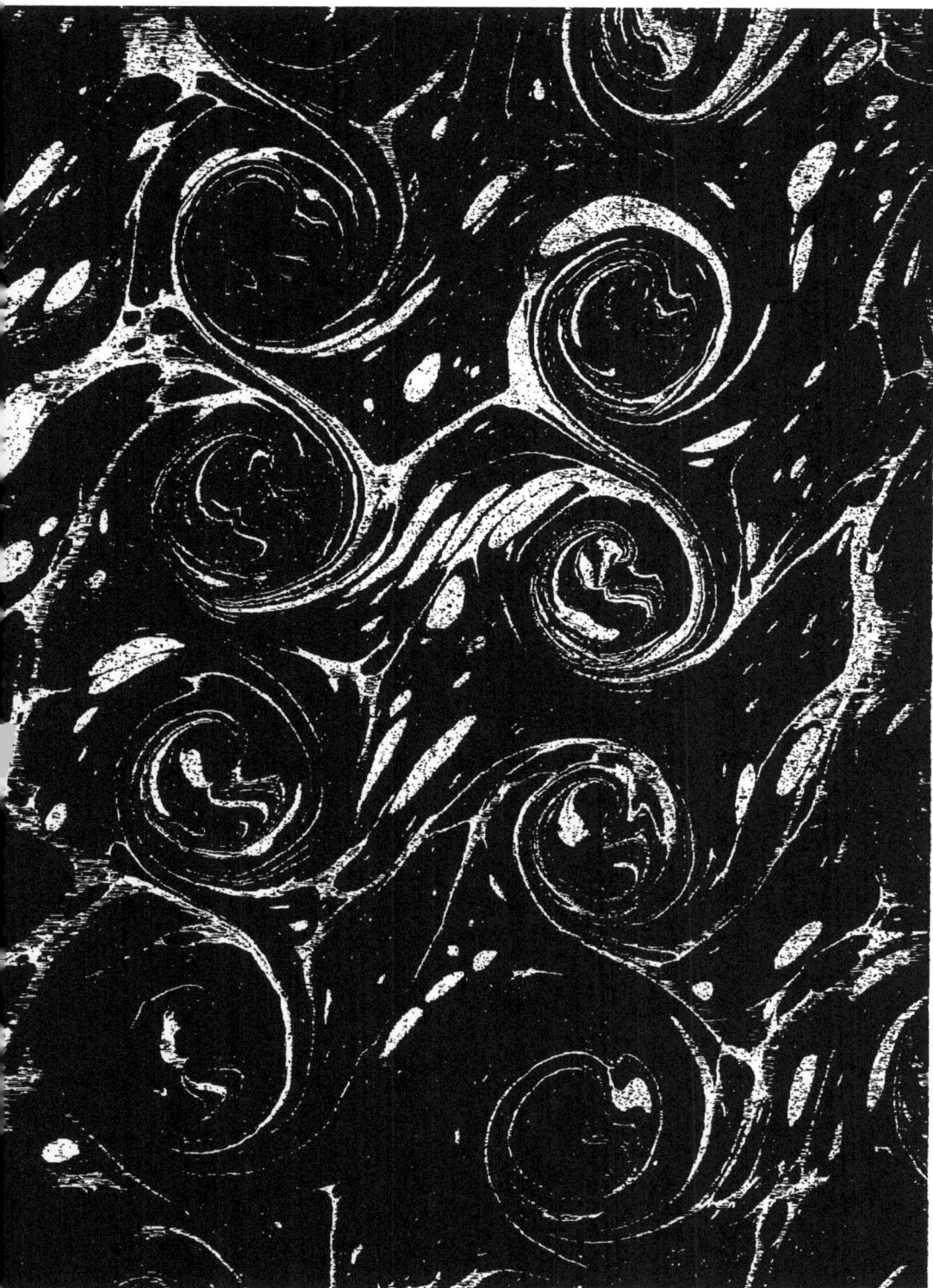

Ta⁹ 192

T. 3317
11 ▲ p.

NOUVEAUX
ELEMENS
D'ANATOMIE

RAISONNÉE

par Mr. Cersen

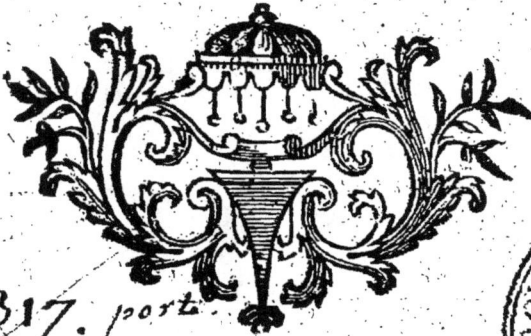

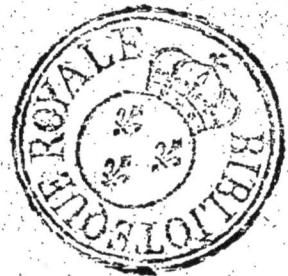

A PARIS,

Chez DESAINT et SAILLANT,
rue S. Jean de Beauuvais.

M. DCC. XLIX.
Avec Approbation & Privilege du Roi.

PREFACE.

LORSQUE j'entrepris cet Ouvrage, je comptois ne travailler que pour un jeune homme qui étudioit alors en Physique. Je voulois lui composer un abrégé d'Anatomie, & lui expliquer les principales fonctions de l'œconomie animale. Quelques personnes qui ont eu connoissance de la forme de ce Traité, m'ont représenté qu'en le donnant à l'impression, je pourrois le rendre utile à tous ceux qui ne font point destinés aux professions de Médecine & de Chirurgie, & qui cependant font bien aises de se procurer quelques connoissances d'Anatomie. En effet, quoique nous ayons un grand nombre de bons livres fur cette matiere, je n'en connois aucun qui ait été fait dans cette vue, & qui foit bien propre à cet ufage. Les uns offrent la defcription la plus circonftanciée de toutes les parties du corps humain : mais ces détails ne peuvent guére intéreffer que les gens de l'art ; furtout quand ils ne font point accompagnés de l'explication du méchanifme des parties. Les autres expliquent avec étendue toutes les fonctions de l'œconomie animale ; mais outre qu'ils font communément trop remplis de fyftêmes, ils fuppofent, pour être entendus, qu'on eft déja inftruit de ce qui s'appelle proprement Anatomie. D'ailleurs il y auroit du danger pour les mœurs à en permettre la lecture indifféremment à toutes fortes de perfonnes.

Il semble donc qu'un Ouvrage qui joint à une courte description de la structure des parties, l'explication des principales fonctions de l'œconomie animale, traitées avec précision & avec méthode, pouroit être reçu favorablement du Public. Voilà en peu de mots les raisons qui m'ont déterminé à laisser paroître celui-ci.

Je n'ai point prétendu travailler pour ceux qui sont obligés par état d'étudier l'Anatomie. C'est dans le cadavre même & dans les Ouvrages tels que celui de M. Winslov, qu'ils doivent puiser les connoissances qui leur sont nécessaires. J'ai cherché à mettre, sur-tout les jeunes gens, à portée de s'instruire aisément de la plus belle partie sans contredit de l'Histoire naturelle. On

connoît à préfent jufqu'aux plus petits détails concernant les infectes :
l'illuftre Auteur qui a compofé leur
Hiftoire, en a rendu l'étude inté-
reffante, même aux perfonnes les
plus indifférentes. On conviendra
fans peine, qu'il eft auffi agréable,
& plus utile, de connoître le corps
humain. Il nous manquoit, pour
rendre cette connoiffance plus commune, un Livre élémentaire qui
ne fuppofât rien, & que tout le
monde pût lire fans danger. Il feroit à fouhaiter que l'idée en fût
venue à quelqu'autre qui s'en feroit
acquitté avec un fuccès dont je n'o-
fe me flatter. Car il n'eft pas fi aifé
qu'on fe l'imagine, de faire de bons
Élémens. Pour y réuffir, il faut favoir
beaucoup plus que les Elémens ; &
malheureufement ceux qui font fort
verfés dans une fcience, dédaignent

communément, ou négligent un genre de travail dans lequel ils comptent qu'il n'y a pas beaucoup de gloire à acquérir.

On doit éviter fur-tout dans ces fortes d'Ouvrages, deux inconvéniens, une briéveté trop concife, & une étendue trop diffufe. L'une produit l'obfcurité ; l'autre embarraffe & fatigue l'efprit des lecteurs. J'ai tâché de prendre un jufte milieu qui m'éloignât également de ces deux écueils. Je n'ai point oublié que je travaillois pour des perfonnes, dont la plûpart n'ont jamais vu, & peut-être ne verront jamais l'ouverture d'un cadavre. J'ai donné une defcription de tous les os du corps, parce qu'on trouve affez facilement des fqueletes fur lefquels il eft aifé de les recon-

noître. Je me fuis beaucoup moins
étendu fur ce qui regarde le détail
des mufcles, des vaiffeaux & des
nerfs : ce n'eft que par le moyen
de la diffection qu'on peut en acquérir une connoiffance parfaite.
La forme & la ftructure des organes du corps, leurs ufages, & le
méchanifme qui conftitue ce que
nous appellons l'œconomie animale, font les objets qui m'ont le plus
occupé, & ceux que j'ai traités avec
le plus de foin. Comme c'eft principalement en cette partie que fe
manifeftent la fageffe & la fouve-
raine intelligence du Créateur, j'ai
hazardé de tems en tems quelques
réfléxions pour y rendre attentifs les
jeunes gens. En travaillant à leur
orner l'efprit, il faut auffi avoir en
vue de leur former le cœur, & leur
apprendre à rapporter tout ce qu'ils

voient à celui qui en doit être la fin, comme il en est le principe & la source.

Il manquera dans cet Ouvrage à la description du corps humain un article qui seroit essentiel à un Traité complet d'Anatomie ; mais que la considération des personnes pour lesquelles je travaille, m'oblige de supprimer.

Quoique je n'aie rien négligé pour me rendre intelligible à toutes sortes de lecteurs, il pourra cependant se rencontrer des endroits qu'on ne comprendra pas bien d'abord : mais une seconde lecture fera certainement trouver clair & aisé ce qui aura paru difficile & obscur à la premiere. Il est en quelque sorte nécessaire de connoître toutes les parties du corps humain pour pou-

voir fe former une idée éxacte de
chacune en particulier. Elles dépendent les unes des autres pour
l'éxécution de leurs fonctions ; &
cette même dépendance fe fait fentir lorfqu'on veut en acquérir la
connoiffance. Hippocrate a dit avec
raifon, que le corps humain reffemble à un cercle ; qu'il n'a ni commencement ni fin. Si on entreprend
d'expliquer la compofition & l'a-
ction du mufcle, on fe trouve obligé de parler des vaiffeaux fanguins,
des nerfs, & des efprits animaux.
Un vifcere donne le mouvement à
l'autre, & reçoit de cet autre fon
action. Le cœur envoie le fang au
cerveau, & le cerveau fépare de la
maffe du fang les efprits animaux
qu'il envoie au cœur, fans lefquels
celui-ci ne peut fe contracter, &

distribuer le sang dans toutes les parties du corps. C'est ainsi que sur quelque partie du corps qu'on jette les yeux, on y apperçoit une correspondance sensible & marquée avec les autres parties.

Notre corps est une machine, ou plûtôt, une infinité de machines diverses qui sont dans un mouvement perpétuel. Car les différens organes dont il est composé, ont chacun leurs fonctions qu'ils exercent sans aucune interruption. Quand on pense que la vie dépend du jeu de tant de mouvemens, & de tant d'actions combinées les unes avec les autres, on est étonné qu'elle puisse se soutenir seulement pendant un jour entier. Les ouvrages de la main des hommes ne se conservent que par le repos. Le mouvement est pour

eux un principe de deſtruction, &
elle s'opere d'autant plus aiſément
qu'ils ſont plus compoſés. Le corps
animal au contraire ne ſe ſoutient
que par le mouvement, quoiqu'il
n'y ait point de machine plus compoſée, & formée de parties plus fines & plus délicates. C'eſt l'aſſemblage d'une infinité de vaiſſeaux
tous plus déliés les uns que les autres. Cependant le ſang qui ſe diſtribue dans toutes les parties du
corps d'une maniere imperceptible,
qui parcourt les canaux qui le renferment, ſans que nous ſentions ſon
mouvement, fait ſa courſe avec une
telle viteſſe, que la circulation entiere de 25 livres de ce liquide s'a-
cheve plus de 300 fois dans l'eſ-
pace de 24 heures. Peut-on à des
traits ſi frappans méconnoître l'Au-

teur d'un si bel ouvrage ? Peut-on
aussi ne pas désirer de connoître l'art
admirable avec lequel il est fait,
& les ressorts cachés qui le font
mouvoir? En voyant la machine de
Marly, il n'y a personne qui ne demande quel est l'usage des différentes parties dont elle est composée,
& qui ne soit bien aise qu'on satis-
fasse à ses questions. Mais cette machine qui nous paroît si digne d'admiration, qu'est-elle en comparaison
de celle qui fait une partie de nous-
mêmes, & qui nous touche parcon-
séquent de si près ? Nous en voyons
les effets sans en être frappés, parce
que l'habitude nous y rend insensi-
bles. Qu'on joue du clavecin devant nous, nous ne ferons attention
qu'aux sons que rend cet instrument
& aux accords qui régnent entre-

eux. Mais si nous nous arrêtions à confiderer ce qui se passe du côté de celui qui le touche, pourrions-nous n'être point étonnés de ces mouvemens si multipliés & si variés qu'il éxécute en un inftant? Combien de mufcles doivent se contracter & se relâcher pour produire ces mouvemens? Avec quelle rapidité faut-il que les efprits animaux, qui les mettent en action, s'y portent & s'y diftribuent? Tous ces mouvemens se font par l'ordre de la volonté ; & l'efprit ne connoît pas plus les moyens dont il faut se fervir pour les éxécuter, qu'il ne connoît le méchanifme de la digeftion à laquelle la volonté n'a aucune part.

Cette fonction seule (j'entens la digeftion) n'offre-t-elle pas un fond

inépuisable d'admiration ? Les alimens que nous prenons, quelques
différens qu'ils soient entre eux, reçoivent tous en peu de tems une même forme. Les parties diverses des
animaux, soit terrestres, soit aquati-
ques, soit volatiles ; les substances
végétales, comme légumes & fruits
de toute espéce ; les liqueurs fermentées ou non fermentées, four-
nissent par le moyen de la digestion
une liqueur homogéne, douce &
blanche comme du lait , connue
sous le nom de chyle. Malgré l'ap-
pareil des différens organes ; malgré
le nombre & la diversité des humeurs, qui concourent pour travailler & perfectionner cette liqueur
qui doit devenir sang, & servir à la
nourriture de notre corps ; il ne faut
pas croire qu'elle soit parfaitement

pure. Lorſqu'elle ſe mêle au ſang , elle eſt encore chargée de pluſieurs parties qui doivent en être ſéparées. C'eſt pour cela que le ſang dans ſa circulation , paſſe ſucceſſivement par une infinité de laboratoires qui lui font éprouver les changemens néceſſaires à ſa perfection , & en ſé-parent les parties ſuperflues.

Non - ſeulement les parties du corps concourent toutes par des mouvemens réguliers à ſe ſoutenir les unes les autres , & à conſerver la vie de l'animal ; mais elles ſont diſpoſées & arrangées avec tant d'art & de ſageſſe , que la plûpart d'entre elles ſe ſoulevent & entrent ſouvent dans une action extraordinaire, pour ſe débarraſſer de tout ce qui tend à détruire , à affoiblir , ou à déranger l'œconomie du corps. L'éternue-

ment, le vomissement, le dévoie-
ment, le hocquet, &c. sont des
efforts que fait la nature pour écarter tout ce qui pouroit nous nuire.

On sent combien ces merveilles
& tant d'autres que nous offre l'œ-
conomie animale, sont propres à
intéresser notre curiosité. Chercher
à connoître notre corps, c'est chercher à se connoître soi-même : c'est-
à-dire, que c'est s'occuper de la partie de la Physique qu'il nous impor-
te le plus d'approfondir, & dont nous
pouvons retirer le plus d'avantages.

F I N.

ERRATA.

PAg. 75, *lig.* 2, oval, *lif.* ovalaire.
Pag. 223, *lig.* 20, d'un doigt, *ajoutez*, ou plûtôt d'un pouce de diamettre.
Pag. 233, *lig.* 21, centre commun, *lif.* point commun.

TABLE
DES TITRES.

CHAPITRE VI.

CHAPITRE VII.

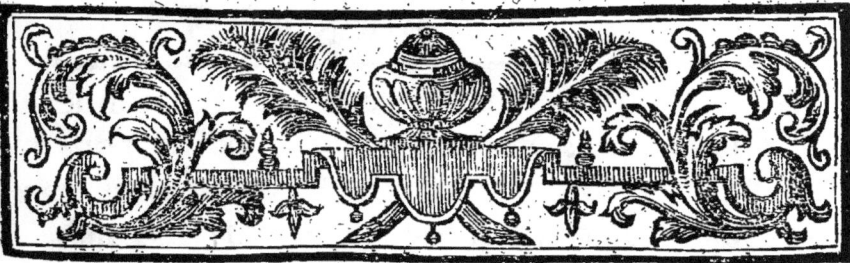

ELEMENS
D'ANATOMIE
RAISONNÉE.

INTRODUCTION.

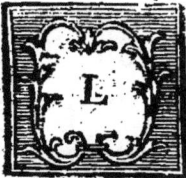

E mot d'*Anatomie* considéré
suivant son étymologie, ne
veut dire que dissection : mais
on entend communément par
ce terme quelque chose de plus.

On s'en sert tous les jours pour exprimer la connoissance du corps humain. On
dit qu'une telle personne sçait l'Anatomie, & cela veut dire qu'elle connoît la
structure & l'arrangement des différentes
parties solides qui entrent dans la composi-
tion du corps.

*A

On divife ordinairement l'Anatomie en *Anatomie propremeut dite*, qui a pour objet le corps humain ; & en *Anatomie comparée*, qui confidere les animaux & même les plantes, en tant que leur connoiffance peutconduire à une notion plus éxacte de ce qui compofe le corps humain.

Le mot d'*Anatomie* peut avoir une autre fignification, & s'employer pour exprimer non-feulement la connoiffance de la ftructure & de la difpofition des parties ; mais encore de leur jeu, de leurs mouvemens & de leurs ufages ; & fous ce rapport on peut l'appeller *Anatomie raifonnée* : c'eft véritablement celle qui doit piquer la curiofité de toute perfonne de goût. S'il eft agréable d'être inftruit de la compofition de notre corps ; il eft bien plus fatisfaifant de connoître les refforts qui font mouvoir cette machine ; & le méchanifme merveilleux avec lequel s'éxécutent tant de fonctions différentes.

Le corps humain eft compofé de parties folides & de parties liquides. Nous ne nous contenterons pas de donner la defcription des parties folides ; nous parlerons auffi de la nature des liquides & de l'action réciproque de ces parties diverfes les unes fur les autres, qui ne fe trouve point traitée dans les Livres ordinaires d'Anatomie, parce qu'on n'y dit rien de l'œconomie animale, qui fera la principale partie de cet Ouvrage.

L'Anatomie, en tant qu'elle confidere les folides, fe divife en plufieurs parties auxquelles on donne différens noms, fuivant les différens organes qui en font l'objet.

On donne le nom d'*Ofteologie* à la partie qui traite des os.

On appelle *Myologie*, celle qui nous donne la connoiffance des mufcles.

Angiologie, celle qui fait la defcription des vaiffeaux, & qui en fuit les diftributions.

Nevrologie, celle qui traite des nerfs.

Adenologie, celle qui fait l'hiftoire des glandes.

Splanchnologie, celle qui décrit les vifceres.

Nous ne nous arrêterons pas à donner l'étymologie de tous ces termes, qui feroit inutile aux perfonnes qui entendent la Langue Grecque, & qui ne pourroit être qu'ennuyeufe pour celles qui ne l'entendent pas. Il fuffit au Lecteur de fçavoir la valeur de ces mots, fans en connoître les racines & la formation.   A ij

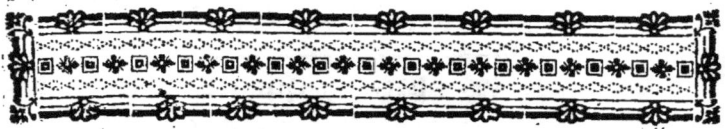

CHAPITRE PREMIER.

DE L'OSTEOLOGIE.

ARTICLE I.

Des généralités qui ont rapport aux Os.

NOus commencerons par les Os, qui font comme la charpente & le foutien de tout l'édifice. Mais avant que d'entrer dans le détail de ce qui regarde chaque os, il faut dire un mot de leur compofition & de leurs connexions, & expliquer la nature des différentes parties qui ont un rapport immédiat aux Os. Tels font les Cartilages, le Périofte, les Ligamens, la Moële, & les Glandes fynoviales.

Compofition des Os.

Les Os font des parties dures, d'une couleur blanchâtre, deftituées de fentiment, les plus compactes & les plus folides du corps, & qui fervent à l'attache, ou au foutien de toutes les autres parties.

On diftingue dans les os trois fubftances différentes. La premiere qui en fait la partie extérieure s'appelle *partie offeufe proprement dite*; la feconde fe nomme *fubftance fpongieufe*; & la troifiéme, *fubftance reticulaire*.

La partie extérieure de l'os eft lice & très-dure; elle eft compofée de plufieurs lames appliquées les unes fur les autres. La fubftance qui fuit celle-là, fe nomme *fpongieufe*, à caufe de fa reffemblance avec une éponge par les petites cellules qui la compofent. Cette fubftance forme prefque feule l'extrémité des os longs.

La fubftance *reticulaire*, ou autrement le réfeau, eft compofée de filets qui fe croifent en différens fens. Ce réfeau forme la furface interne des os qui ont des cavités.

Les os plats, comme font ceux de la tête, ne font compofés que de deux fubftances, fçavoir, de la fubftance dure & de la fpongieufe: celle-ci fe trouve dans le milieu de l'épaiffeur de l'os, & alors on l'appelle *diploé*.

M. *Gagliardi*, Anatomifte Italien, prétendoit avoir obfervé des efpéces de che-

villes qui traverſoient les lames oſſeuſes
pour les unir enſemble; il tâchoit d'appuyer
cette découverte prétendue par l'analogie
des Os avec les arbres, où l'on remarque
des eſpéces de cloux ligneux qui traver-
ſent les couches du bois; mais cette opinion n'a été confirmée par aucune obſerva-
tion ſûre.

Une analogie mieux fondée entre les
arbres & les os, eſt celle qui ſe trouve entre la formation des uns & des autres, qui
eſt dûe à l'endurciſſement des couches du
Périoſte dans les os, & à l'endurciſſement
des couches de la partie herbacée de l'é-
corce, c'eſt-à-dire, de l'écorce interne
dans les arbres. M. *Duhamel* de l'A-
cadémie Royale des Sciences, a prouvé
la vérité de cette formation par un grand
nombre d'expériences

On conſidere dans l'Os ſon corps & ſes
extrémités. Les Anciens ont appellé le
corps de l'Os, *Diaphyſe*, & ont donné aux
extrémités qui font quelques éminences,
les noms d'*Apophyſes* & d'*Epiphyſes*.

On entend par Apophyſe une éminence
ou une avance oſſeuſe quelconque, qui
eſt continue au corps de l'Os, c'eſt-à-

dire, qui ne fait qu'une même piéce avec lui.

L'Epiphyse est une éminence qui n'est pas continue à l'Os, mais qui lui est attachée par le moyen d'un cartilage intermédiaire. Un grand nombre d'Epiphyses deviennent avec le tems continues aux os, par l'ossification du cartilage mitoyen entre l'Epiphyse & l'Os, & par son union avec ces deux piéces.

On donne aux éminences osseuses, différens noms, suivant leur figure & leur grosseur différentes.

Les Apophyses ou éminences qui sont grosses & de figure sphérique, se nomment têtes. Celles qui sont rondes considérées en un sens, mais applaties sur les côtés, prennent le nom de *Condyles* : on donne à d'autres les noms d'Apophyses, *Maftoïdes*, *Stiloïdes*, *Coracoïdes*, à cause de la ressemblance qu'elles ont avec un mammelon, un stilet, un bec. D'autres avances osseuses s'appellent crêtes, épines. Tous ces noms s'entendent facilement. D'ailleurs nous en ferons mention en parlant des os où se trouvent ces Apophyses.

A iv

On remarque dans les os des cavités aussi-bien que des éminences. Les cavités percent l'os en entier, ou bien ne forment que des enfoncemens. Les premieres reçoivent le nom de trous, & les trous, eu égard à leur forme & à leur longueur, s'appellent tantôt canal, tantôt conduit, & même aqueduc.

Des cavités qui ne traversent pas l'os, il y en a qui servent aux articulations, & d'autres qui n'y servent pas.

Les cavités qui servent aux articulations, se nomment *cotyloïdes* quand elles sont profondes ; telle est la cavité formée par les os des hanches, pour recevoir la tête de l'os de la cuisse : on les appelle *cavités glenoïdes*, quand elles sont moins profondes ; on a un éxemple de cette cavité à l'extrémité de l'omoplate, destinée à recevoir la tête de l'os du bras.

Quant aux enfoncemens qui ne servent pas aux articulations, on nomme fosses ceux qui sont grands, & qui ont leur entrée plus large que le fond ; & sinus ceux au contraire, dont le fond est plus large que l'ouverture.

D'autres enfoncemens prennent les

noms de fciffures & de finuofités, quand ils font petits & longs. Il y en a qu'on nomme impreffions digitales, parce qu'ils reffemblent aux traces que laiffe le bout du doigt appliqué fur des corps mous.

Connexions des Os.

J'abrégerai cet article qui eft fort diffus dans la plûpart des Livres d'Anatomie, & je tâcherai de le traiter avec toute la clarté dont il eft fufceptible.

Le fquélete eft compofé d'un trèsgrand nombre d'os qui font tous fabriqués avec tant d'art, & ont entre eux un tel rapport, que les extrémités des uns s'ajuftent & s'emboëtent éxactement avec les extrémités des autres auxquels ils touchent : c'eft cet emboëtement qu'on nomme articulation.

L'articulation eft avec mouvement, ou fans mouvement. La premiere fe nomme *Diarthrofe*, & la feconde *Synarthrofe*.

Si l'articulation permet le mouvement en tout fens, à droite, à gauche, en haut, en bas, en rond, on l'appelle *genou*; telle eft l'articulatiou du bras avec l'épaule. Si elle permet le mouvement circulaire feulement, on la nomme *pivot*, comme l'articulation de la premiere vertebre du col avec la seconde. S'il n'y a que flexion & extension, c'est ce qu'on appelle *gynglime* ou mouvement de charniere : tel est le mouvement de l'os de la jambe sur l'os de la cuisse. Si un os glisse sur un autre, c'est ce qu'on nomme *coulisse* : on en voit un éxemple dans le mouvement de la rotule sur une espéce de poulie qui se trouve à la partie inférieure de l'os de la cuisse.

La Synarthrose ou articulation sans mouvement, se fait par engrainure ou par *gomphose*. La suture des os pariétaux qui s'engraînent l'un avec l'autre, nous donne un éxemple de la premiere *.

L'articulation se fait par gomphose, c'est-à-dire, en maniere de cheville ou de clou, quand un os est enfoncé dans un autre, comme les dents le font dans leurs alvéoles.

Les anciens Anatomistes ont donné le nom de *Symphyse* à la liaison ou conne-

---

* Quand les engrainures sont plus petites, il plaît aux Anatomistes de donner à cette articulation le nom d'harmonie ; mais cette variété de noms me paroît inutile ; le plus & le moins ne change pas l'espéce.

xion de deux os enfemble. La machoire inférieure fournit un éxemple de cette union : car après avoir été formée de deux os dans la jeuneffe, elle n'en fait plus qu'un dans un âge plus avancé, par l'offification du cartilage intermédiaire.

On appelle Symphyfe par *Syncondrofe*, l'union de deux os par le moyen d'un cartilage ; & Symphyfe par *Synevrofe*, la connexion faite par le moyen d'un ligament.

Du Cartilage.

Le Cartilage eft une partie blanche, dure, élaftique, polie, privée de fentiment, qui fe trouve fur-tout aux extrémités des os. *

Plufieurs cartilages deviennent os avec le tems ; ce qui fait qu'il y en a un plus grand nombre dans les enfans que dans les adultes.

Par la même raifon, les os font plus nombreux dans les jeunes gens que dans les viellards ; parce qu'il arrive qu'un cartilage qui étoit entre deux os s'offifie, &

* C'eft ce qu'on appelle vulgairement le croquant dans le veau & dans le bœuf.

alors les trois piéces n'en forment plus qu'une. Cela se remarque visiblement dans le *sternum*.

Le principal usage des cartilages est de servir aux articulations : comme ils sont lices & fort coulans ; ils facilitent les mouvemens qui ne pourroient se faire avec la même liberté sur les os. Les cartilages ont encore d'autres usages, sçavoir, de servir à la formation de la voix, de donner des attaches à des muscles.

Les cartilages sont dépourvus de sentiment comme les os ; ce n'est pas que les uns & les autres n'aient des nerfs, puisqu'ils sont formés du Périoste, comme l'a observé M. *Duhamel* ; mais ce qui fait qu'ils manquent de sentiment, c'est que les nerfs y sont trop serrés, & par-là hors d'état de recevoir & de transmettre aucune impression.

Les parties molles qui deviennent calleuses ou scirrheuses, c'est-à-dire, où il se forme des calus ou des scirrhes *, perdent la sensibilité par la même raison.

---

* Le Scirrhe est une tumeur dure, renitente, indolente, sans chaleur, sans rougeur, qui se forme peu à peu d'une humeur lymphatique endurcie dans les glandes.

Le Périofte.

Le Périofte eft une membrane fine &
très-fenfible , qui couvre prefque tous les
os. Cette membrane , quoique mince, eft
cependant compofée d'un grand nombre de couches , dont la plûpart s'offifient les unes après les autres , à mefure que
le corps avance en âge.

Clopton Havers a prétendu avoir découvert que le Périofte eft compofé de
deux fortes de fibres , dont les unes qui
font contiguës à l'os & couchées longitudinalement depuis un bout jufqu'à l'autre ,
tirent leur origine de la dure mere qui fort
du crane par différens endroits , d'où elle
va fe diftribuer fur tous les os du corps.
Les autres fibres , felon le même Auteur,
naiffent des tendons & des mufcles ; elles
ne font point droites comme les premieres , mais elles fuivent la même direction
que les parties dont elles font des productions. Je ne fçais fi on ne pourroit pas
auffi-bien dire que la dure mere eft une
production du Périofte , puifqu'on voit
dans les plus petits *fœtus* le Périofte , comme on y voit la dure mere.

Le Périofte a des vaiffeaux fanguins, des vaiffeaux lymphatiques, & des nerfs qu'il reçoit des parties voifines : il foutient les vaiffeaux & les nerfs qui traverfent l'os pour aller fe diftribuer dans la fubftance de l'os & dans l'enveloppe de la moële.

Le Périofte veille, pour ainfi dire, à la fûreté de l'os, qui eft infenfible par lui-même : auffi par une attention particuliére de l'Auteur de la nature, cette membrane manque-t-elle dans tous les endroits où il y a frottement, & où elle feroit expofée à être froiffée, comme aux articulations & à la couronne des dents. Elle manque encore par-tout où les tendons des mufcles s'attachent aux os : les tendons font dans ces endroits l'office de Périofte.

Le cartilage eft revêtu d'une membrane à peu près femblable à celle qui recouvre les os, & elle a le nom de *péricondre*, mot qui veut dire enveloppe du cartilage, comme périofte fignifie enveloppe de l'os.

La Moële.

La Moële eft une fubftance onctueufe,

huileufe, qui remplit les cavités des os.
Celle qui eft dans les grandes cavités des
os longs, eft un peu plus ferme que celle
qui eft dans les cellules de la partie fpongieufe de l'os. La premiere retient communément le nom de moële, & on donne à l'autre le nom de fubftance médullaire. La moële eft renfermée dans une membrane très-fine & tranfparente : dans certains os cependant elle eft d'une couleur
plus rouge, parce qu'elle eft parfemée
d'un plus grand nombre de vaiffeaux fanguins.

Plufieurs Anatomiftes appellent cette
membrane, périofte interne, parce qu'elle
tapiffe tout le contour des cavités des os.
Outre cela elle jette une infinité de productions véficuleufes, qui renferment la
moële. La fubftance médullaire qui fe trouve dans les cellules des os eft pareillement
enveloppée d'une membrane fine ; de forte
que la moële ni la fubftance médullaire ne
touchent point immédiatement aux os.

Cette enveloppe médullaire a des vaiffeaux fanguins & des nerfs qui lui viennent de ceux du périofte.

Il y a auffi dans l'enveloppe de la moële des vaisseaux destinés à séparer cette humeur huileuse, aussi - bien que des vaisseaux absorbans, qui reprennent cette huile & la reportent dans le cours de la circulation.

Il est très - probable que la moële se renouvelle par une sorte de circulation.

Quand les vaisseaux résorbans en rapportent plus que les vaisseaux sécrétoires n'en séparent, cette humeur s'épuise peu à peu : c'est pour cette raison qu'on n'en trouve presque point dans les sujets qui sont morts de longues maladies.

On croyoit autrefois que la moële servoit à nourrir les parties osseuses. Mais comment une liqueur si grasse pourroit-elle acquérir la solidité des os ?

Le principal usage de la moële, est d'empêcher la trop grande sécheresse des os : la chaleur naturelle du corps entretient toujours cette matiere assez liquide, pour qu'elle puisse, par une espéce de transpiration, s'insinuer entre les fibres osseuses. Elle les ramollit par son onctuosité, les rend plus souples, & par conséquent moins cassantes.

Les

Les Anciens étoient dans l'opinion que les os ne font pas fi remplis de moële à la nouvelle que dans la pleine Lune.

Les pattes d'écréviffes qui font remplies non de moële, mais de vrais mufcles qui fervent à leur mouvement, paffoient auffi pour être plus ou moins remplies, fuivant que la Lune étoit plus ou moins approchante de fon plein. Mais mille expériences ont fait voir la fauffeté de ces opinions; & l'on eft bien perfuadé aujourd'hui que la Lune n'a pas plus d'empire fur la moële des os & fur les pattes d'écréviffes, que fur une infinité d'autres chofes qui font retranchées de fon domaine, depuis qu'on eft dans le goût de la bonne Phyfique.

Glandes Synoviales.

Les Glandes *fynoviales* ou mucilagineufes, font de petits corps fphériques, compofés d'une infinité de vaiffeaux entortillés, qui féparent une humeur d'une confiftance médiocre, deftinée à rendre les articulations libres & coulantes. Ces glandes font fituées aux articulations dans de petits enfoncemens, de maniere cepen-

B

dant qu'elles fouffrent une légere compreffion dans le mouvement ; & par-là expriment une humeur fuffifante.

Quand cette humeur manque, ou qu'elle
eft trop gluante , les os tiennent enfemble ; le mouvement ne peut plus fe faire ,
& c'eft cet état qu'on nomme *anchylofe*.

On regarde la fynovie devenue âcre &
épaiffe , comme la caufe de la goute, que
les Grecs ont appellée *arthritis*, qui veut
dire maladie des articulations.

Les Ligamens.

On entend ici par ligamens , des bandes blanchâtres d'une fubftance affez compacte , qui font plus ou moins larges ,
plus ou moins épaiffes , deftinées à lier
des os enfemble. Les ligamens prennent
différens noms , par rapport à leurs for-
mes & à leurs ufages. Les uns s'appellent
ligamens proprement dits ; & ceux-là font
des corps longs & ronds , blancs , tenti-
neux , forts , mais fléxibles, qui fe trouvent fur-tout aux articulations où il y a
fléxion & extenfion ; comme à l'articulation du bras avec l'avant-bras , de la cuiffe
avec la jambe. C'eft ce qu'on connoît fous

le nom de *tirant* dans le bœuf, le veau, le mouton, &c.

D'autres ligamens fe nomment ligamens membraneux & capfulaires, parce qu'ils enveloppent toute l'articulation en forme de capfule. Ils fe rencontrent aux articulations où il y a mouvement en tous fens, comme à l'articulation du bras avec l'épaule.

Le Squelete.

L'affemblage de tous les os du corps unis enfemble dans l'ordre qui leur convient, fe nomme *Squelete*. Les os peuvent être joints par leurs propres ligamens, ou par des ligamens artificiels, comme du fil de laiton.

On divife en général le Squelete en tête, en tronc, & en extrémités fupérieures & inférieures.

La tête comprend les os du crâne qui enferment le cerveau & les os de la face.

Les os du tronc font l'épine en entier, les côtes, le fternum & les os du baffin.

Les extrémités fupérieures de chaque côté comprennent les os de l'épaule, c'eft-à-dire, la clavicule & l'omoplate ; l'os du bras, ceux de l'avant-bras, & ceux de la main.

Les extrémités inférieures de chaque côté comprennent l'os de la cuiſſe, les os de la jambe, & ceux du pied.

ARTICLE II.

Les os de la tête. *

La tête eſt une boëte oſſeuſe, à peu près de figure ronde, tirant un peu ſur l'ovale, dont le plus grand diametre eſt de devant en derriere. La partie ſupérieure ſe nomme *ſinciput* ou le ſommet; la partie antérieure ſe nomme la face; on donne le nom de front à la portion ſupérieure de la face; la partie poſtérieure de la tête s'appelle *occiput*; les côtés ſe nom-

---

* Peut-être trouvera-t-on la deſcription des os un peu ſéche, ennuyeuſe & difficile à entendre: cette matiere n'eſt guére ſuſceptible d'agrément & de variété. Toutes les parties oſſeuſes ont à peu près le même uſage; c'eſt-à-dire, d'enfermer & de ſoutenir les autres: ainſi on peut omettre la lecture du détail des os juſqu'à ce qu'on rencontre quelque ſquelette.

J'en excepte l'article qui concerne les dents; il doit être intelligible pour tout le monde indépendamment du ſquelete.

ment les tempes, & la partie inférieure se nomme la base.

Les os de la tête peuvent se diviser en ceux qui constituent le crâne & en ceux qui forment la face : quelques-uns de ces os sont communs à la face & au crâne ; c'est ce que nous indiquerons en parlant de chaque os que nous allons maintenant éxaminer séparément.

Les os du crâne sont au nombre de huit ; sçavoir, l'os coronal ou frontal, les deux pariétaux, l'occipital, les deux temporaux, le sphénoïde & l'ethmoïde.

On regarde communément les six premiers comme propres au crâne, & les deux derniers comme communs au crâne & à la face.

Ces os sont plus durs à la surface que dans le milieu de l'épaisseur : c'est ce qui fait qu'on les distingue en deux tables, l'externe & l'interne ; & en partie mitoyenne, appellée dyploé, qui est d'une substance spongieuse.

L'Os coronal.

Nous considérerons dans l'os *coronal*, comme dans tous les autres os, la figure, la ſtructure, les éminences & les cavités qui s'y rencontrent, & la maniere dont il eſt articulé avec les autres os.

La figure de l'os frontal approche de celle d'une coquille arrondie : la partie convexe regarde le dehors, & la partie concave regarde le dedans du crâne. Cet os eſt très-mince dans les endroits où il ſe joint avec les temporaux, il n'y a point là de diploé ; il eſt encore plus mince dans la partie de l'orbite qui avoiſine le nez ; c'eſt par cette raiſon qu'on voit quelquefois mourir ſur le champ les perſonnes qui reçoivent un coup d'épée dans l'œil : l'épée pénétre l'os dans cet endroit foible, perce juſqu'à la baſe du cerveau, coupe des nerfs à leur origine ; ou bien ouvre quelques vaiſſeaux ſanguins, & il arrive un épanchement de ſang, qui eſt bien-tôt ſuivi de la mort.

On obſerve à la partie extérieure du coronal, cinq apophyſes ou éminences bien marquées, dont l'une qui eſt à la partie inférieure & moyenne de l'os s'appelle apophyſe naſale, parce qu'elle ſoutient l'extrémité ſupérieure des os du nez. Les quatre autres apophyſes ſe nomment orbitaires ; elles fervent à la formation des orbites , c'eſt-à-dire , des cavités qui logent de chaque côté le globe de l'œil. Il y a deux apophyſes à chaque orbite ; une à l'angle intérieur , qu'on nomme auſſi le grand angle , & l'autre à l'angle extérieur ou petit angle.

L'orbite eſt ſurmontée d'une avance ſenſible qu'on appelle arcade orbitaire, qui couvre en partie & défend le globe de l'œil. Cette arcade eſt interrompue dans ſa partie qui approche du nez, par une impreſſion en forme de poulie , qui donne paſ-ſage au tendon d'un muſcle de l'œil.

On voit dans chaque orbite au-deſſus de l'angle externe un enfoncement pour loger la glande lacrymale.

Il ſe trouve à la partie antérieure de cet os une grande échancrure qui eſt remplie par l'os ethmoïde dans l'état naturel.

Quand on conſidere la partie interne du coronal * , on y remarque une élévation en forme de crête (on l'a nommée apophyſe épineuſe) qui va de la partie an-

* Cet os a été nommé ainſi par les Anciens, parce que , dit-on , ils portoient la couronne ſur le devant de la tête.

térieure à la poſtérieure : elle ſépare deux foſſes conſidérables qui ſervent à loger les lobes antérieurs du cerveau. C'eſt à cette apophyſe qu'eſt attachée l'extrémité de la faulx , c'eſt-à-dire , la membrane qui ſépare le cerveau en deux hémiſpheres.

Outre les deux foſſes dont nous venons de parler , il y a un grand nombre de petits enfoncemens en forme d'impreſſions digitales , qui doivent leur formation aux circonvolutions *prominentes* du cerveau.

L'os frontal eſt de deux piéces dans les jeunes ſujets , de ſorte que la ſuture ſagittale s'étend alors depuis l'occipital juſqu'à la racine du nez. Cet os dans ſa plus grande portion eſt compoſé de deux tables & du diploé. Ces deux tables étant écartées au-deſſus des yeux , forment deux cavités ; une de chaque côté , qui ſe nomment ſinus frontaux. Ces ſinus ſont revêtus d'une membrane pulpeuſe appellée pituitaire , où ſe ſépare une humeur connue ſous le nom de morve , qui coule dans le nez par deux trous qui établiſſent une communication entre ces ſinus & les narines.

L'os frontal eſt joint par ſuture ou par une eſpéce d'engrainure , preſque avec tous

les os de la tête : fçavoir , avec les os pariétaux , les maxillaires , les os de la pomette , les os temporaux , l'os ethmoïde ,
le fphénoïde , les os unguis & les os du
nez. La future qui le joint aux pariétaux
eſt ce qu'on appelle la future coronale.

Les Pariétaux.

Les os *Pariétaux* font au nombre de
deux , fort minces & même tranfparens
dans plufieurs endroits. Chacun en particulier a la figure d'un quarré irrégulier ,
bordé de dentelures dans toute fa circonférence , excepté à la partie inférieure. Ces
os , qui forment la partie fupérieure & les
parties latérales du crâne, couvrent la plus
grande portion du cerveau. On conçoit par-
là qu'ils doivent former une voute.

On trouve à la furface interne de ces
os, des traces fort apparentes des vaiſſeaux
de la dure-mere.

Les pariétaux font joints enſemble par
la future qu'on nomme fagittale ; avec l'os
fphénoïde & les temporaux, par des futures écailleufes ; avec l'occipital , par la future nommée lambdoïde , à cauſe de fa
reſſemblance avec une lettre grecque ap-

pellée *lambda*, & avec l'os frontal par la future coronale.

Dans les enfans noùvellement nés, l'os frontal n'eſt pas tout-à-fait uni aux pariétaux au ſommet de la tête; & quand on aplique le doigt en cet endroit, qu'on nomme la fontanelle, on ſent le gonflement du cerveau dans le tems de la dilatation des arteres. Les Sages - femmes peuvent même juger par-là ſi un enfant eſt vivant ou mort avant l'accouchement. Les moindres coups ſur cette région dans les enfans, pourroient être d'une conféquence fâcheuſe ; & ce n'eſt pas ſans raiſon que les Nourrices entendues prennent la précaution de prémunir cette partie par un linge de pluſieurs doubles qu'elles y appliquent.

L'Occipital.

L'os *occipital* appproche de la figure d'un lozange bordé de dentelures dans les trois quarts de ſa circonférence : il forme la partie poſtérieure & inférieure du crâne. Il eſt percé d'un trou nommé occipital, qui donne paſſage à la moële allongée & aux arteres vertébrales. Ce trou eſt à la partie inférieure de l'os.

Aux parties latérales & un peu antérieu-
res de ce trou, se rencontrent deux apophyses nommées condyles, une de chaque
côté : elles sont de figure ovale, recouvertes d'un cartilage. La surface externe de
cet os, qui fournit des attaches à plusieurs
muscles, est fort inégale.

En jettant les yeux sur sa surface interne, on apperçoit d'abord une croix formée par une crête ou épine fort saillante,
qui monte de bas en haut, & par deux
goutieres transverses, une de chaque côté
de l'épine. Cette croix donne lieu à la formation de quatre fosses, deux supérieures
& deux inférieures : celles-ci logent les
lobes du cervelet, & celles-là les lobes po-
stérieurs du cerveau. Les deux goutieres
servent à recevoir les sinus latéraux. On
voit aussi à la partie supérieure de l'occipital, la continuation de la goutiere du sinus longitudinal. L'apophyse cunéiforme
(c'est ainsi que se nomme la grosse avance qui est à la partie antérieure de cet os)
forme une goutiere qui soutient la moële
allongée.

On remarque aux parties latérales de cet
os, des échancrures dont les unes sont de-

ſtinées à recevoir une portion des os temporaux, & les autres forment en partie, les
ouvertures qu'on nomme trous déchirés,
qui laiſſent paſſer les veines jugulaires.

L'os occipital eſt plus épais & plus fort
que tous les autres os du crâne ; s'il eſt mince à la partie inférieure, cette portion eſt
recouverte & comme matelacée par une
grande quantité de muſcles.

Pourquoi une telle épaiſſeur & tant de
force dans cet os ? C'eſt qu'il recouvre le
cervelet, dont les moindres bleſſures ſont
de la derniere conſéquence, & qu'il eſt
par ſa ſituation plus expoſé à la fracture
dans les chutes, qu'aucun autre os du crâne. Car ſi on tombe en devant, on ſe retient ſur les mains & on empêche par-là le
front de porter contre le pavé : ſi on vient
à tomber ſur les côtés, les épaules qui dé-
bordent la tête, ſupportent le coup, ou du
moins la plus grande partie du coup, &
les parties latérales de la tête en ſouffrent
peu : au lieu que ſi on tombe à la renverſe,
le derriere de la tête porte à terre & y
porte violemment. Il étoit donc bien néceſſaire que l'os de cette région fût capable
d'une plus grande réſiſtance.

L'os occipital eſt joint par le moyen de
l'apophyſe cunéiforme à l'os ſphénoïde, ,
avec lequel il s'oſſifie & ne fait ſouvent
qu'un même os dans ceux qui ſont avancés
en âge : avec les os pariétaux il eſt joint par
la ſuture lambdoïde, & avec les os des tempes par une ſuture écailleuſe. De plus c'eſt
cet os qui fait l'union de la tête avec le tronc.
Les deux condyles de l'occipital portent
ſur la premiere vertebre du col, & c'eſt
au moyen de cette articulation que ſe fait
le vrai mouvement de flexion & d'extenſion, ou plûtôt d'abaiſſement & d'élévation
de la tête.

Je dis le vrai mouvement de la tête :
car ce n'eſt pas ſur la premiere vertebre
que ſe font tous les mouvemens de fléxion
& d'extenſion : ceux qui ſe font ſur cette
vertebre ſont très petits ; & les mouvemens
qui ſont un peu conſidérables, ſe font par
le concours des autres vertebres du col,
qui forment une eſpéce d'arc dans la fléxion, & qui ſe redreſſent dans l'extenſion.

Les Temporaux.

Les os *temporaux* ſont au nombre de
deux, un de chaque côté : leur figure eſt
fort irréguliere. On y conſidere deux par-

ties différentes ; l'une s'appelle la partie
fquammeufe ou écailleufe, & l'autre la partie pierreufe ou le rocher, à caufe de fa
dureté. Celle-ci eft d'une figure prefque
pyramidale.

Il faut confiderer dans l'une & l'autre
de ces parties les éminences & les cavités
tant extérieurement qu'intérieurement. Il
fe préfente à l'extérieur trois apophyfes ou
éminences ; une antérieure qu'on appelle
apophyfe *zygomatique* ; une poftérieure
qu'on nomme apophyfe maftoïde ou mam-
millaire, à caufe de fa reffemblance avec
un mammelon ; & une inférieure à laquelle
on donne le nom d'apophyfe ftyloïde, parce qu'elle a la forme d'un ftilet.

Les cavités font, 1. Le trou auditif externe ; 2. la foffe articulaire, c'eft-à-dire,
qui fert à l'articulation de la machoire
inférieure : elle eft devant le trou auditif
fous l'apophyfe zygomatique ; 3. Le trou
ftylo-maftoïdien, ainfi nommé à caufe de
fa fituation entre les apophyfes ftyloïde &
maftoïde : c'eft ce qu'on appelle auffi aqueduc de *Fallope*. Ce trou donne paffage à la
portion dure de la feptiéme paire de nerfs.
Inférieurement & antérieurement à ce

trou, on remarque une portion de la foffette jugulaire : & antérieurement & fupérieurement à cette foffette, l'orifice ou l'entrée du trou qui laiffe paffer l'artere carotide. Ce conduit, áprès avoir fait un coude,
va fe terminer à la pointe du rocher. On
voit auffi fur le rocher, l'ouverture de la
trompe d'*Euftache* : c'eft un canal qui va
de l'oreille dans la bouche.

En éxaminant la furface interne de l'os
temporal, on remarque la figure triangu-
lairé du rocher qui fépare deux foffes, une
fupérieure & antérieure, & l'autre infé-
riéure & poftérieure : celle-ci fait une portion de la foffe du cervelet, & celle-là une
portion de la foffe moyenne de la bafe du
cerveau. A la face poftérieure du rocher,
fe voit le trou auditif interne ; dans lequel
entre le double nerf de la feptiéme paire,
c'eft-à-dire, la portion dure & la portion
molle.

Le rocher contient de petits os connus
fous le nom d'offelets de l'ouïe : nous n'en
parlons pas ici, parce qu'ils n'entrent point
dans la formation du crâne : leur defcription trouvera fa place dans celle de l'organe de l'ouïe.

L'os temporal eſt joint avec l'os de la pomette par le moyen de l'apophyſe zygomatique ; avec l'os frontal, l'os occipital, l'os pariétal & le ſphénoïde par des ſutures auxquelles il a plû aux Anatomiſtes de donner différens noms, dont nous croyons qu'il eſt inutile de charger la mémoire de ceux que nous avons principalement en vue dans cet Ouvrage.

Le Sphénoïde.

L'os *ſphénoïde* ou cunéiforme, ainſi nommé, parce qu'il ſe trouve enchâſſé comme un coin entre les autres os de la tête, s'appelle auſſi os baſilaire à cauſe de ſa ſituation à la baſe du crâne. Il n'y a pas d'os d'une figure plus irréguliere que celui-là : on le compare à une chauve-ſouris, dont les aîles ſont étendues, parce qu'on ne peut le comparer à autre choſe.

De quelque côté qu'on le conſidere, on n'y voit qu'éminences & cavités. On diſtingue dans cet os le corps qui en fait le milieu, & les aîles qui en ſont les parties latérales, qui ont beaucoup plus d'étendue que le corps.

Les apophyſes tant extérieures qu'intérieures

rieures font très-nombreufes ; mais nous
nous contenterons d'indiquer les principales. Nous n'en remarquerons que trois
à l'extérieur ; l'une dans le milieu, elle eft
fur le corps en forme de crête ; deux, fçavoir une de chaque côté, appellées apophyfes *pterigoïdes*, qui ne font pas éloignées du corps de l'os : chacune d'elle fe
divife en deux aîles, dont l'une eft extérieure & plus étendue, & l'autre intérieure terminée par un petit crochet.

Cet os vu par la face intérieure, préfente trois foffes ; deux grandes & une petite. Les grandes font aux aîles, une de
chaque côté ; ce font des portions des foffes
moyennes de la bafe du crâne. La petite foffe
eft un enfoncement qui eft dans le milieu
du corps & par conféquent de tout l'os : elle
a poftérieurement & antérieurement des
apophyfes nommées *clinoïdes*. Cette foffe
avec les apophyfes s'appelle la felle du Turc
ou de Turquie : elle fert à loger la glande
pituitaire.

Les trous font au nombre de huit ; quatre de chaque côté : ils donnent paffage à
plufieurs paires de nerfs & à quelques vaiffeaux fanguins.

C

Il y a dans l'épaiffeur du corps de cet os, deux finus féparés par une lame offeufe, & revêtus de la membrane pituitaire où fe fépare une partie de la morve qui s'écoule dans le nez.

L'os fphénoïde fe joint avec tous les os du crâne, & de plus avec les os maxillaires, les os palatins, les os de la pomette & le *vomer*. Cet os qui forme une partie de la bafe du crâne, fert auffi à la formation des orbites, & donne attache à plufieurs mufcles.

L'Ethmoïde.

L'os *Ethmoïde* ou cribleux, ainfi nommé à caufe du grand nombre de trous qui le percent, fitué à la partie antérieure de la bafe du crâne, eft le dernier os qui entre dans la compofition de cette boëte offeufe. Il eft à peu près de figure cubique.

On confidere dans l'Ethmoïde trois parties ; une dans le milieu, & deux latérales : la partie du milieu qui lui donne fon nom, eft une table mince, percée d'une infinité de trous par lefquels paffe le nerf

olfactoire divifé en autant de branches
que l'os a de trous.

Au milieu de cette table , tant extérieurement qu'intérieurement , il y a une
éminence fort fenfible : celle qui eft à l'intérieur , s'appelle *crifta galli* , la crête de
coq , à caufe de fa figure : elle donne attache à la faulx qui divife le cerveau en
deux hémifpheres : l'éminence extérieure
qui répond à l'autre , eft une lame fine qui
s'enchâffe dans la goutiere du vomer.

Les parties latérales de l'Éthmoïde ,
font compofées de plufieurs feuillets extrêmement minces. Sa partie fupérieure eft
tellement embrouillée , qu'on n'y recon-
noît aucune forme , ce qui lui a fait donner le nom de labyrinthe par quelques
Auteurs. La partie inférieure eft une efpéce de canal longuet , qu'on nomme la
conque fupérieure du nez. Ces feuillets
font prefque entiérement recouverts de
chaque côté en dehors , par une lame offeufe fort mince, comme le refte des feuillets , mais très-polie ; c'eft ce qui l'a fait
appeller *os planum*. Cette lame forme une
portion de l'orbite.

Les différens feuillets de l'Ethmoïde ,

fort multipliés, recouverts & garnis partout de la membrane pituitaire, donnent une grande étendue à la cavité du nez où réside l'organe de l'odorat.

Cet os est joint avec le sphénoïde, avec l'os frontal, les os maxillaires, les os du palais, les os du nez, les os unguis & le vomer.

Les anciens, qui regardoient le cerveau comme la *métropole* des humeurs, étoient dans l'opinion que ce viscere se déchargeoit de sa trop grande humidité, c'est-à-dire, de la sérosité surabondante, par les trous de l'os ethmoïde * : mais aujourd'hui il n'y a que les personnes qui n'ont pas d'idées éxactes de l'anatomie, qui puissent adopter cette erreur. Le vulgaire croit encore qu'on vuide des abcès du cerveau par le nez & par les oreilles, & que le tabac pris trop fin monte au cerveau : mais le tabac & le pus des abcès ne peuvent pas plus passer à travers l'os cribleux que la sérosité du cerveau. Tous les trous de la lame osseuse de l'os ethmoïde, sont

---

* Ce qu'on nomme communément, mais improprement le rhume du cerveau, n'étoit, selon eux, qu'un écoulement des sérosités de ce viscere.

entiérement remplis par les branches du nerf olfactoire. De plus cette lame eſt recouverte intérieurement par la dure-mere, & extérieurement par la membrane pituitaire, & cela ſi éxactement, qu'on verſeroit la liqueur la plus fine ſur l'os cribleux, ſoit extérieurement, ſoit intérieurement, ſans qu'il en pût rien paſſer. Si l'on évacue donc quelques abcès par les narines, ils ont leur ſiége dans les ſinus du nez, comme ceux qu'on rend par les oreilles viennent des oreilles mêmes & non du cerveau.

Avant que de terminer ce qui regarde le crâne, il eſt à propos de dire un mot de ſa ſtructure en général & de ſa figure.

Le crâne auroit pu être formé d'un ſeul os, puiſque les articulations de tous les os qui le compoſent, ſont abſolument ſans mouvement.

Pourquoi donc cette multiplicité d'os & ce grand nombre de ſutures ? La pluralité des os & les ſutures du crâne peuvent avoir bien des utilités que nous ne connoiſſons peut - être pas ; mais nous y découvrons des avantages très - ſenſibles.

L'attention du Créateur s'y fait remarquer, comme dans tout le reste de la nature, d'une maniere propre à exciter notre admiration & notre reconnoiffance.

La pluralité des os fait que le crâne groffit bien plus vîte & plus aifément qu'il ne feroit, s'il étoit d'une feule piéce. Dans le fœtus les os du crâne ne fe touchent pas, ils s'étendent tous enfemble en allant du centre à la circonférence : le crâne prend de l'accroiffement par une infinité de points en même-tems, qui s'approchent les uns des autres en même proportion.

Suppofez que les os pariétaux feuls dûffent s'étendre pour former le devant de la tête, n'eft-il pas évident que cette partie feroit formée bien plus tard qu'elle ne l'eft, tandis que l'os frontal & les pariétaux croiffent chacuns de leur côté : auffi voyons-nous que dans les jeunes gens, la tête, dont les os commencent à fe toucher, ne groffit que très-lentement ; elle augmente plus en volume en trois mois de tems dans un fœtus, qu'elle n'augmente en 24 mois vers l'âge de douze à quinze ans.

Quant aux futures, elles font d'une

grande utilité pour mettre le crâne à l'a-
bri des félures trop étendues. Suppofez
que par une chute, ou un coup reçu fur la
tête, un os du crâne fe trouve félé ; la
félure, qui, dans un crâne d'une feule piéce auroit pu s'étendre d'un côté de la
tête à l'autre, eft arrêté par la premiere
future qui fe rencontre ; en forte qu'il
n'y a d'endommagé que l'os où le coup a
porté.

La figure fphérique du crâne a auffi cet
avantage, qu'elle eft plus en état que toute
autre, de réfifter aux coups des corps extérieurs. Dans une voute les parties fe fou-
tiennent mutuellement, & par-là s'oppofent à leur enfoncement : c'eft ce qui fe rencontre dans la figure du crâne.

Les os de la face.

Les *os de la face* font en très-grand
nombre. On divife la face en machoire
fupérieure, & en machoire inférieure :
celle-ci eft mobile, & l'autre fans mouvement.

Les os de la machoire fupérieure font
au nombre de treize, fans compter les
C iv

dents, dont nous ferons un article féparé , après la defcription des autres os de
la tête. Il y a fix os de chaque côté de la
machoire fupérieure, & un dans le milieu.
Les os qui font pairs font ceux de la pomette , les os maxillaires , les os propres
du nez , les os unguis , les os palatins , les
lames fpongieufes inférieures du nez : celui qui eft impair s'appelle le vomer.

L'Os de la Pomette.

L'Os de la *Pomette* forme la partie la
plus éminente de la joue au - deffous de
l'œil en tirant vers l'angle extérieur. On
peut y confidérer trois faces ; une extérieure légérement convexe ; une fupérieure qui eft concave & qui aide à former la
partie inférieure & latérale de l'orbite ; &
une face poftérieure, remarquable par une
grande échancrure qu'on nomme échancrure *Zygomatique.*

Cet os a quatre apophyfes ; deux qu'on
peut appeller orbitaires, par le moyen defquelles il eft joint à l'os coronal & à l'os
maxillaire ; la troifiéme l'unit à l'os fphénoïde ; la quatriéme le joint à une apophy-

fe de l'os des tempes avec laquelle elle forme le *zygoma*.

l'Os Maxillaire.

L'Os *Maxillaire*, ainfi nommé, parce qu'il conftitue la plus grande portion de la machoire fupérieure, ne peut être rapporté à aucune figure. Cet os a quatre éminences remarquables ; fçavoir, une fupérieure fort faillante, qui eft l'apophyfe nafale ; une inférieure qu'on nomme arcade alveolaire ; (on voit fous cette arcade les cavités ou alvéoles deftinés à recevoir les dents de la machoire fupérieure) la troifiéme eft la tubérofité maxillaire qui eft au-deffus de la portion poftérieure de l'arcade ; enfin une quatriéme qui s'unit avec l'os de la pomette.

Cet os confidéré intérieurement laiffe voir la plus grande partie de la foffe nafale, & une goutiere vers la portion inférieure de l'apophyfe nafale, qui forme avec l'os unguis, une partie du conduit lacrymal. On remarque une petite crête à cet os, dans l'endroit où il fe joint avec fon femblable. Les deux crêtes rapprochées, laiſſent entre elles une couliſſe qui reçoit le bas de la cloiſon du nez.

Il y a dans l'épaiſſeur de l'os maxillaire un grand ſinus ſitué ſous la partie orbitaire ; car cet os forme une portion de l'orbite. Le ſinus eſt garni de la membrane pituitaire , où ſe ſépare encore de la morve qui ſe décharge dans le nez par un orifice qui eſt un peu au-deſſus du niveau du fond du ſinus : de ſorte qu'il n'eſt pas inutile de ſe pancher alternativement à droite & à gauche en ſe mouchant , pour vuider plus aiſément les ſinus.

Cet os ſert non-ſeulement à la formation de la joue , mais encore à celle du palais , du nez , & de l'orbite.

Outre que les os maxillaires ſont unis entre eux , ils ſe joignent avec la plus grande partie des os de la face & du crâne ; ſçavoir , avec les os du nez , les os de la pomette , les os unguis , les os du palais , l'os coronal , l'os ſphénoïde & l'ethmoïde.

Les os du nez.

Les os propres du nez , repréſentent chacun en particulier preſque un quarré long.

Ils font plus étroits & plus épais par le haut que par le bas ; la furface externe en eft un peu convexe, & l'interne un peu concave.

Ces os forment la partie fupérieure & antérieure du nez : ils font unis entre eux par-devant, avec l'os coronal par le haut, avec les os maxillaires par les côtés, poftérieurement avec la cloifon du nez, & inférieurement avec les cartilages qui forment le refte des narines.

Les Os unguis.

L'Os *unguis*, ainfi nommé à caufe de fa tranfparence & de fa forme, qui reffemble affez à celle d'un ongle, eft le plus petit de tous les os de la face : on le peut auffi nommer os lacrymal, parce qu'il fert à former le conduit qui donne aux larmes un paffage des yeux dans le nez. Cet os eft d'une figure affez irréguliere ; mais on peut le confidérer comme diftingué en deux parties par une épine faillante qu'il a à fa furface externe. Une de fes parties qui eft plate, fert à former une petite portion de l'orbite : l'autre partie qui eft

du côté du nez, est concave en dehors,
& elle forme, comme nous l'avons dit ailleurs, la partie supérieure du conduit lacrymal par sa rencontre avec la goutiere de l'apophyse nasale de l'os maxillaire.

La portion de cet os qui sert à former le
conduit lacrymal est percée de petits trous,
comme un crible très-fin.

L'os unguis est joint avec l'os maxillaire,
l'os frontal, l'os ethmoïde : il touche aussi
à la conque inférieure du nez.

Les Os palatins.

Ces os qui font d'une figure très-irré-
gulière, servent à former les fosses nasales & maxillaires; ils forment aussi une petite portion de l'orbite. Ils laissent dans
l'endroit de leur union entre eux une rainure qui fait la continuation de celle des
os maxillaires, destinée à soutenir la cloison du nez.

Les os palatins font joints avec les os
maxillaires, les conques inférieures du nez,
l'os sphénoïde & l'ethmoïde.

Le Vomer.

Le *Vomer*, qui tire son nom de sa ressemblance avec le soc d'une charrue, est un
os assez long & plat, un peu plus gros par
sa partie postérieure que par l'antérieure.
On remarque à la partie supérieure une
goutiere dans toute sa longueur : la partie
postérieure de cette goutiere qui est la plus
large, reçoit le bec de l'os sphénoïde ; la
partie qui suit en allant de derriere en devant, reçoit la lame de l'os ethmoïde ; &
le reste soutient la cloison cartilagineuse
du nez.

La portion inférieure de cet os est lo-
gée dans la rainure formée par la rencontre
des deux os maxillaires & des deux os palatins, comme nous l'avons observé en parlant de ces os.

Le Vomer est uni avec l'os sphénoïde,
l'ethmoïde, les os maxillaires, & les os
palatins. Il sert à former une portion de
la cloison du nez, c'est-à-dire, qu'il sépare le nez dans sa partie postérieure en
deux narines.

Les cornets inférieurs du nez.

Ce qu'on appelle communément les cornets inférieurs du nez, ne mérite pas ce nom. Ce n'est qu'une lame spongieuse de chaque côté du nez, au-dessous des lames spongieuses de l'os ethmoïde. Chacune de ces lames a sa plus grande longueur de devant en derriere; elle est un peu convexe du côté qui regarde la cloison du nez; concave du côté de l'os maxillaire. Elle recouvre en forme d'auvent l'ouverture du conduit lacrymal dans le nez.

Ces os sont garnis de la membrane pituitaire. Ils tiennent aux os maxillaires, aux os palatins, aux os unguis & à l'ethmoïde.

La Machoire inférieure.

La Machoire inférieure, qui ressemble assez à un arc dont les extrémités sont relevées, est composée de deux piéces dans les enfans: mais dans l'adulte, les deux piéces sont unies ensemble à l'endroit qui forme le menton; de sorte qu'elles ne sont plus qu'un seul os. Le bord supérieur eft garni de cavités, qu'on nomme alveoles, qui font deftinées à recevoir les dents.

Il y a à la partie poftérieure de cet os, deux apophyfes de chaque côté : fçavoir, l'apophyfe *coronoïde*, & l'apophyfe *condyloïde*.

La premiere qui fe termine en pointe, donne attache au mufcle *crotaphyte* ou temporal, qui fert à relever cette machoire. La feconde qui termine l'os, eft recouverte d'un cartilage : elle eft reçue dans une foffette de l'os des tempes ; c'eft fur elle que fe fait le mouvement de la machoire.

Au bas de chaque apophyfe coronoïde, on voit à la partie interne, l'orifice, ou l'entrée d'un conduit qui s'étend fous la racine des dents & qui va fe terminer à la face externe de cet os, vers la région du menton. Chaque conduit donne paffage à une artere, à une veine & à un nerf, qui fourniffent des branches à toutes les dents.

Les Dents.

Les *Dents*, font des os d'une nature particuliere, deftinés à brifer les alimens :

elles fervent auffi à l'articulation de la voix.

Il faut confiderer dans les dents, la compofition, la figure, le nombre, l'arrangement, l'ordre & le tems dans lequel elles
paroiffent, & dire un mot des accidens qui
leur arrivent.

On peut remarquer dans chaque dent
trois parties ; fçavoir, la couronne ; le collet ; & la racine. La couronne * eft ce qui
paroît hors de la gencive ; la racine eft
enfoncée dans l'alvéole, & le collet qui
eft recouvert par la gencive, tient le milieu entre les deux autres parties.

La dent eft compofée de trois fubftances différentes : l'une qui revêt la couronne
extérieurement eft très-compacte, très-
dure, très-blanche, & particuliere aux
dents ; elle eft connue fous le nom d'é-
mail : la feconde qui eft d'un tiffu moins
ferré & d'un blanc fale, eft de même nature que la partie compacte des autres os,
quoiqu'un peu plus folide & plus dure. La
troifiéme ou intérieure, qu'on nomme la
bulbe de la dent, eft d'une fubftance
molle.

* Ce nom ne convient à la rigueur, qu'aux dents molaires.

Chaque

Chaque dent reçoit par un trou qui eſt à l'extrémité de la racine, une petite branche d'une artere, une venule, & une fibrille de nerf. Ce trou ſe ferme dans la vieilleſſe & la dent devient alors inſenſible. La partie extérieure, ou plûtôt l'émail & la partie oſſeuſe des dents ne ſont pas ſenſibles ; la ſenſibilité que les dents éprouvent dans l'agacement, ne vient que du trémouſſement qui ſe communique au nerf qui eſt dans la bulbe. Si cette bulbe vient à être découverte par la carie de la partie oſſeuſe, on eſt expoſé à des douleurs très-vives.

On compte communément dans les perſonnes qui ont atteint l'âge de 25 à 28 ans, trente-deux dents, ſeize à chaque machoire ; ſçavoir, quatre inciſives à la partie antérieure de la machoire : ce nom leur vient de ce qu'elles ſont tranchantes, & ſervent à diviſer & inciſer les alimens ; deux dents canines, une à chaque côté des inciſives. Ces dents ſont un peu plus longues, plus arondies, moins tranchantes que les premieres ; elles ſervent à briſer les corps ſolides & durs. On les appelle cani-

D

nes , à caufe de leur reffemblance avec les dents des chiens *.

Enfin il y a dix dents molaires , cinq de chaque côté ; elles font appellées molaires , parce qu'étant plus groffes , plus mouffes & plus larges que les autres , ce font comme autant de meules , qui fervent à moudre ou à broyer les alimens. Les dents incifives & canines , quelquefois auffi les quatre premieres dents molaires, n'ont qu'une racine ; celles qui les fuivent en ont deux ou trois , & même jufqu'à quatre.

Il y a dans la figure & dans l'arrangement de ces dents , un art qu'on ne fçauroit affez admirer. Pour le comprendre , il fuffit de faire attention que la machoire

* On donne auffi aux canines fupérieures le nom de dents œillieres , parce qu'on s'imagine qu'elles ont du rapport avec les yeux , & qu'il eft dangereux pour la vue de les arracher. Ce rapport & ce danger n'ont point de fondement. Mais une chofe plus à craindre , c'eft en arrachant les dents molaires fupérieures , d'emporter avec elles le fond de l'alvéole , & une lame offeufe très-fine , qui garnit en cet endroit le finus maxillaire : car dans ce cas on déchire la membrane pituitaire ; il arrive de-là inflammation & ulcere à cette membrane ; quelquefois elle pouffe par l'alvéole ; & il peut furvenir un ulcere carcinomateux , comme on l'a vu arriver fouvent.

inférieure eſt une eſpéce de lévier, dont les
points d'appuis ſont aux deux extrémités
de cette machoire , où elle s'articule avec
les os des tempes : les alimens ſont la réſiſtance , & les muſcles qui élevent la machoire ſont la puiſſance. Les dents molaires qui ſont mouſſes, ſont plus près du
centre du mouvement , & par-là preſſent
plus fortement que les autres : c'eſt pour
cela, que quand on veut caſſer quelque
corps dur avec les dents, on le met entre
les dents molaires. Les canines & les inciſives ne peuvent pas preſſer ſi fortement , puiſqu'elles ſont plus éloignées du
point d'appui , mais elles ont une forme
propre à percer & à trancher , qui ſupplée
à la force.

Nous avons dit qu'il y a communément
ſeize dents à chaque machoire : on voit
cependant des perſonnes qui n'en ont jamais que vingt-huit en tout. Les enfans
naiſſent ordinairement ſans aucune dent :
je dis ordinairement ; car on a des éxem-
ples d'enfans qui ſont venus au monde
avec une , deux , ou trois , & même avec
quatre dents. En rapportant ici l'ordre &
le tems dans leſquels les dents paroiſſent ,

nous fuivrons la régle commune de leur éruption.

Il eft rare que les dents commencent à pouffer dès le quatriéme ou cinquiéme mois ; comme il n'arrive guére qu'elles ne viennent qu'à onze ou douze mois. Les incifives fortent vers le 7e. 8e. ou 9e. mois, paroiffant alternativement, une en bas & enfuite une autre en haut. Quand après ce tems les dents incifives font pouffées, les enfans fe repofent pendant un, ou deux, ou trois mois ; & vers le onziéme ou douziéme mois, les dents canines fuccédent & viennent tantôt deux en même-tems, ce qui eft fort laborieux, tantôt l'une après l'autre. Cela fait douze dents, dont les machoires de l'enfant fe trouvent garnies à un an. Vers le 16e. 17e. ou 18e. mois paroiffent quatre dents molaires, une de chaque côté, en bas & en haut. Ce font-là les feize dents avec lefquelles on compte pouvoir févrer les enfans en fûreté, tant parce qu'ils font en état de prendre une nourriture plus folide, que parce qu'ils font à couvert des accidens fâcheux de la dentition, qui arrivent ordinairement à l'érup-

tion de ces dents. Tout le monde connoît
l'état où la dentition jette la plûpart des
enfans : on n'en sera pas surpris, si on fait
attention que pour qu'une dent se mon-
tre, il faut qu'elle rompe une lame osseuse qui recouvre l'alvéole ; qu'elle perce le
périoste & la gencive. Les accidens sont
plus ou moins considérables suivant que
ces parties sont plus ou moins fermes, &
suivant qu'il y a plus ou moins de dents
qui se présentent pour sortir en même-
tems.

Si elles fussent venues toutes à la fois,
les enfans auroient succombé à la douleur :
mais l'Auteur de la nature y a pourvu, en
les faisant paroître à quelque tems de di-
stance les unes des autres.

Vers l'âge de deux ans il vient quatre
nouvelles dents molaires ; quatre autres
vers la quatriéme ou cinquiéme année, &
encore quatre vers l'âge de sept ans : ce qui
fait le nombre de vingt - huit dents avec
lesquelles on vit jusqu'à l'âge de 20, 22,
ou 25 ans, quelquefois plus tard : & ensuite viennent les quatre dernieres dents
molaires, qu'on nomme pour cela dents de
sagesse. On a vu des personnes en qui ces

dents n'ont paru qu'à quatre-vingt ans &
même plus tard. Il y en a en qui elles ne
paroiſſent jamais.

Voilà le nombre des dents, & l'ordre
de leur ſortie. On doit ſçavoir que vers la
8e. 9e. ou 10e. année, quelquefois un peu
plûtôt, quelquefois un peu plus tard, les
dents inciſives commencent à tomber pour
être remplacées par d'autres dents plus fortes, plus compactes, plus groſſes, qui rem-
pliſſent mieux les alvéoles, & qui par cette
raiſon tiennent plus fortement. Ces dents
qui tombent s'appellent dents de lait. On
voit des perſonnes à qui les dents canines,
& même les quatre premieres molaires tombent auſſi pour être remplacées par d'autres
qui reſtent, juſqu'à ce qu'elles tombent de
vieilleſſe.

Les dents ſont ſujettes à beaucoup d'accidens pendant toute la vie : il arrive
quelquefois aux gencives, ce qu'on appelle des fluxions qui occaſionnent la chute
des dents ; quelquefois les dents ſe ca-
rient, c'eſt-à-dire, ſe pourriſſent par le
vice de la lymphe qui les arroſe, ou par la
qualité des alimens dont on fait uſage. Les
dents ſont auſſi ſujettes à des ſecouſſes &

à des coups qui peuvent les faire tomber.
Mais outre tous ces accidens fortuits qui
peuvent faire perdre les dents pendant la
vie, on fçait qu'elles tombent aux vieillards : les dents faines fe détachent de
leurs alvéoles, & tombent d'elles-mêmes,
fur-tout les incifives ; ce qui fait que les
machoires fe rapprochent, le menton s'a-
vance, & s'éleve vers le nez & change pro-
digieufement la phyfionomie.

On ne fçauroit avoir trop de foin d'entretenir les dents dans la plus grande pro-
preté. Sans parler de l'agrément que pro-
curent des dents bien blanches, de leur
ufage pour l'articulation parfaite de la
voix, elles font d'une néceffité prefque in-
difpenfable pour la fanté. Tout le monde
fçait qu'une des premieres conditions pour
fe bien porter, eft de bien digerer ; &
pour bien digerer, il faut que les alimens
aient été préparés dans la bouche par la
divifion & le broyement qu'ils éprouvent
de la part des dents. Je fçais qu'il y a des
perfonnes âgées en qui les gencives fe font
tellement durcies, qu'elles font en état de
brifer des alimens affez durs ; mais outre
que ce cas eft rare, jamais la gencive ne

peut égaler les dents en dureté, & ne peut prendre leur forme qui eft d'un grand fecours pour la divifion des alimens.

Il ne s'agit pas, pour entretenir les dents, de les laver avec des liqueurs fortes, comme on le pratique quelquefois mal-à-propos. On a éprouvé que l'eau forte diffout l'émail de la dent; fi on fe lave donc les dents avec des liqueurs acides, vives, & pénétrantes, cela ronge infenfiblement l'émail, & bien tôt après les dents fe pouriffent; car on fçait par expérience qu'elles fe gâtent dès qu'elles ceffent d'en être recouvertes. Le meilleur moyen de conferver fes dents, de les entretenir bien nettes, eft de n'y laiffer aucun refte des alimens après les repas; d'être attentif à les effuyer le matin avec un fimple morceau de linge propre en fe levant; par-là on enléve l'ordure qui a pu s'y attacher pendant la nuit; on les lave enfuite avec de l'eau pure, à laquelle on ajoute de tems en tems quelques goutes d'eau-de-vie.

Si de bonnes dents font néceffaires pour fe bien porter, comme nous venons de le remarquer; des dents bien propres & bien

blanches, font auffi une marque de bonne
fanté & du bon état de l'eftomach : car
quand la digeftion ne fe fait pas bien , il
remonte toujours de l'eftomach des vapeurs
d'une mauvaife qualité , qui terniffent la
blancheur des dents.

Nous nous fommes un peu étendus fur
cet article , parce qu'il eft important , &
parce que les détails fur cette matiere font
à la portée de tout le monde.

Avant que de paffer aux os du tronc , il
faut dire un mot de l'os de la langue.

L'Os Hyoïde.

L'Os *Hyoïde* qui eft à la racine de la
langue , a été ainfi nommé par les anciens
à caufe de fa reffemblance avec la lettre
v des Grecs, à laquelle il ne reffemble cependant pas abfolument. Il faut confiderer dans cet os la bafe ou le milieu, & les
cornes ou les extrémités.

Il y a encore entre la bafe & les cornes , deux petites apophyfes qu'on nomme
les cornicules. Cet os eft placé à la racine
de la langue , de maniere que la bafe ou
plûtôt le milieu de l'efpéce d'arc qu'il for-

me, eſt tourné en devant, & les cornes tournées en derriere. Chaque cornicule tient à l'apophyſe ſtiloïde de ſon côté, au moyen d'un ligament. Pluſieurs muſcles s'attachent à cet os.

ARTICLE III.

Des Os du tronc.

Le tronc du ſquélete eſt compoſé de ce qu'on appelle l'épine, le thorax, & le baſ-ſin. Commençons par l'épine.

I.
PLANCHE.

L'Epine.

L'Epine eſt une colonne oſſeuſe, qui approche de la figure de la lettre S, qui s'étend depuis la tête juſqu'à la partie inférieure du tronc, & qui ſoutient tout l'édifice du corps.

Elle eſt formée d'un grand nombre d'os appellés vertebres.

On pourroit la conſiderer comme compoſée de deux pyramides, qui ſe touchent par la baſe dans l'endroit où la derniere vertebre des lombes s'unit avec la premiere de l'Os ſacrum. On donne aux os qui forment la pyramide supérieure & qui est longue , le nom de vertebres vraies ; & à ceux qui forment la pyramide inférieure , le nom de vertebres fausses. Ces dernieres se nomment fausses , parce qu'elles ne ressemblent pas en tout à celles qu'on appelle vraies : & principalement , parce que dans l'âge parfait , elles sont absolument immobiles , tandis que les autres vertebres se meuvent ; car c'est sur elles que le corps se tourne , & c'est de-là que vient le nom de vertebres , du Verbe latin *vertere* , tourner.

On divise encore toute cette suite de piéces osseuses posées les unes sur les autres , en cinq classes , qui sont les vertebres du col , celles du dos , celles des lombes , l'os sacrum , & le coxix.

Nous allons d'abord exposer ce que les vertebres , sur-tout les vraies , ont de commun , & ensuite nous observerons en peu de mots ce que quelques-uns de ces os ont de particulier.

Il faut remarquer dans chaque vertebre, comme dans tous les autres os , le corps , les éminences & les cavités.

Le corps de chaque vertebre est comme

un morceau d'une efpece de cylindre coupé
en travers, convexe à la partie antérieure,
& concave à la partie poftérieure qui forme
une partie de la cavité de l'épine-

Les apophyfes ou éminences de chaque
vertebre, du moins de la plus grande partie, font au nombre de fept, dont il y en
a trois grandes & quatre petites. Les grandes font une apophyfe épineufe qui eft à
la partie poftéricure, & qui donne le nom
d'épine à tout ce canal offeux. Les deux
autres font appellées tranfverfes, à caufe
de leur direction par rapport à la colomne
de l'épine, une de chaque côté de la partie poftérieure du corps des vertebres. Les
quatre petites font appellées apophyfes
obliques & articulaires, deux fupérieures
& deux inférieures, fituées à la bafe des
apophyfes tranfverfes. On les appelle articulaires, parce qu'elles s'articulent les
unes avec les autres, c'eft-à-dire, les deux
fupérieures d'une vertebre avec les deux
inférieures d'une autre vertebre ; obliques,
parce qu'elles le font par rapport à celles
avec lefquelles elles s'articulent.

Ces apophyfes s'articulent par des facettes qui font recouvertes chacune d'un

cartilage , pour faciliter le mouvement.
Cette articulation eſt une eſpéce de couliſſe.

Quant aux cavités , il y a à chaque vertebre un grand trou mitoyen entre le corps
& les apophyſes , capable de recevoir un
doigt d'une groſſeur médiocre. Ces trous
ſe répondant dans toutes les vertebres ,
forment un canal qui loge la moële de
l'épine.

Il y a , outre cela , à remarquer quatre
échancrures , deux ſupérieures & deux inférieures , placées de chaque côté entre
l'apophyſe articulaire & le corps de la vertebre. L'échancrure inférieure d'un côté
d'une vertebre forme par la rencontre de l'é-
chancrure ſupérieure de celle qui la ſuit , un
trou latéral qui donne paſſage à des vaiſſeaux ſanguins & aux nerfs qui viennent
de la moële de l'épine.

Les vertebres ſont unies enſemble par
un ligament cartilagineux mitoyen entre
deux vertebres : c'eſt-à-dire , qui tient
par ſa face ſupérieure à une vertebre, & par
ſon autre face à la vertebre inférieure qui
la ſuit. Ce ligament cartilagineux eſt plus
épais & plus ſouple entre les vertebres des

lombes, qu'aux autres endroits , parce que
les grands mouvemens du tronc fe font
fur cette partie de l'épine. Ces ligamens
fouffrent compreffion & fe rétabliffent aifément : c'eft de-là que vient la liberté & la facilité qu'on a d'éxécuter les
mouvemens d'extenfion & de fléxion ,
c'eft - à - dire , en devant & en arriere ,
auffi - bien qu'à droite & à gauche.
C'eft auffi par cette raifon que les perfonnes qui ont été long-tems de bout , ou
qui ont porté de gros fardeaux , ont moins
de hauteur , que quand elles ont été long-
tems au lit. Dans les deux premiers cas ,
les ligamens font plus comprimés qu'ils ne
le font , quand on eft au lit dans une fituation horizontale.

Outre l'union que les vertebres ont entre elles par le moyen de ces cartilages ,
elles font encore affujetties par le périofte
externe , par la membrane qui enveloppe
la moële , par les mufcles qui font le long
de l'épine. Je ne parle point de plufieurs
autres ligamens dont le détail ne doit point
fe trouver ici.

En voilà affez fur les vertebres en général : fuivons préfentement l'épine dans toute fa longueur, en commençant par le haut.

Vertebres du col.

On peut confiderer les *vertebres du col*, d'abord généralement, & enfuite en particulier.

Les fept vertebres du col font d'un tiffu plus folide que toutes les autres, & on peut dire que les vertebres de l'épine diminuent en denfité à proportion qu'elles augmentent en groffeur, c'eft-à-dire, en allant de haut en bas. Nous retrouvons encore dans cette ftructure & dans cette difpofition la même fageffe que nous avons déja admirée tant de fois par rapport aux autres parties de notre corps.

En effet fi les groffes vertebres avoient eu la folidité des petites, cela auroit augmenté de beaucoup le poids du corps.

Les apophyfes tranfverfes des vertebres du col, font fourchues pour loger des mufcles. Il y a à la racine de chacune de ces apophyfes, un trou pour donner paffage aux arteres, & aux veines vertébrales.

La premiere & la deuxiéme de ces vertèbres, offrent quelque chofe de particulier à remarquer.

La premiere eft de figure prefque ovale ; elle a à fa face fupérieure deux cavités pour recevoir les condyles de l'occipital avec lequel elle s'articule. On a donné à cette vertebre le nom d'*atlas*, parce que la tête eft appuyée fur elle. Elle eft fort mince à la partie antérieure, où elle reçoit l'apophyfe *odontoïde* de la feconde vertebre : elle n'a prefque point d'apophyfe épineufe.

La feconde vertebre a à fa partie fupérieure & antérieure une apophyfe appellée odontoïde (parce qu'elle reffemble à une groffe dent) qui entre dans la premiere vertebre. On dit communément, que c'eft fur cette feconde vertebre que la tête fe tourne à droite & à gauche : mais il n'eft pas poffible que la face fe tourne de la valeur d'un quart de cercle, c'eft-àdire jufqu'à l'épaule, fur cette feule vertebre ; car la moële de l'épine feroit alors coupée tranfverfalement par la premiere vertebre : ce qui cauferoit la mort fur le champ. Toutes les vertebres du col concourent

courent donc à ce mouvement , quand il
eſt fort ſenſible.

Vertebres du dos.

Nous n'avons rien de particulier à ob-
ſerver au ſujet des *Vertebres du dos* , qui
ſont au nombre de douze , ſinon deux impreſſions latérales au corps de chaque vertebre , & une autre ſur chaque apophyſe
tranſverſe , au moyen deſquelles les vertebres s'articulent avec les côtes.

Vertebres des lombes.

Les cinq *Vertebres des lombes* ne ſont
guére différentes de celles du dos , que
par la grandeur. Leurs apophyſes épineuſes ſe trouvent fort éloignées les unes des
autres , parce que c'eſt principalement ſur
ces vertebres que ſe font les grands mouvemens du tronc , auxquels la proximité des
apophyſes épineuſes auroit été nuiſible.

L'Os Sacrum.

L'*Os ſacrum* , qui eſt compoſé de cinq
ou ſix piéces dans les jeunes ſujets , ne

E

forme plus qu'un os dans un âge plus avancé. Il eſt de figure preſque triangulaire. Sa partie ſupérieure a encore deux apophyſes obliques pour s'articuler avec la derniere vertebre des lombes : elle a auſſi une petite apophyſe épineuſe. On voit ſur le reſte de l'os une eſpéce d'épine continue , mais peu conſidérable.

Cet os a cinq paires de trous à ſa partie antérieure qui eſt concave , & autant à la partie poſtérieure qui eſt convexe. Ces trous donnent paſſage à des vaiſſeaux ſanguins , ainſi qu'à des nerfs qui viennent de la moële : car la moële ſe continue encore dans l'os ſacrum.

Il y a ſur les parties latérales de l'os ſacrum vers le haut , une grande facette avec des impreſſions ou enfoncemens, & des élévations irréguiieres , au moyen deſquelles il s'unit avec les os des hanches.

Le Coccix.

Le *Coccix* dans la jeuneſſe eſt compoſé de quatre parties, qui, dans les adultes, ne font plus qu'un ſeul os. Il diminue de volume en allant de haut en bas, comme l'os précédent avec lequel il s'articule : il n'y est point uni d'une maniere immobile. Cet os est un peu courbé en devant, auffi-bien que la partie inférieure de l'os facrum : fans cela on ne pouroit s'affeoir commodément. Il foutient l'inteftin rectum.

La colomne des vertebres fert à loger la moële ; à former un rempart aux vifceres de la poitrine & du bas-ventre ; à foutenir la tête, & à donner de la fermeté à tout le tronc. Elle prend différentes infléxions dans différens endroits. Au col elle eft avancée en devant pour fervir d'appui à la tête, qui, fans cela, auroit befoin d'un plus grand nombre de mufcles pour être foutenue. Le long de la poitrine, elle forme une concavité en fe portant en arriere pour donner plus d'efpace aux poumons, au cœur, & aux gros vaiffeaux. Dans la région des lombes, l'épine fe porte en devant pour être dans la direction de la ligne de pefanteur du corps, & par-là le foutenir plus aifément ; car autrement on tomberoit en devant. Enfin vers la partie inférieure, elle eft concave en devant pour loger la veffie, le gros inteftin rectum, & les autres vifceres du baffin.

Pourroit - on n'être point frappé de la structure admirable de cette partie du corps humain, qui a un rapport si juste avec les usages auxquels elle est destinée ? On voit clairement qu'elle est l'ouvrage d'un Auteur souverainement intelligent, qui a agi avec dessein, & qui ne s'est point trompé dans le choix des moyens, pour arriver à la fin qu'il se proposoit. Si cette colomne osseuse eût été d'une seule piéce, elle auroit été bien plus exposée à la fracture, & de plus auroit mis l'homme dans un état de roideur qui l'auroit empêché de se plier en aucun sens. Au lieu qu'étant composée d'un grand nombre de piéces, qui se rapportent parfaitement les unes aux autres, elle peut céder sans se casser, & l'homme peut éxécuter sans gêne toutes sortes de mouvemens. Elle est ferme & fléxible selon notre volonté. Est-il question de porter un pesant fardeau sur la tête ? le col, par le moyen des muscles, devient roide comme s'il n'étoit que d'une seule piéce. Faut-il se pancher ou se tourner de côté ? l'épine se plie en tous sens, comme si on en démontoit tous les os.

Les Os de la poitrine.

Il y a un grand nombre d'os qui entrent dans la formation du *thorax* ou de la poitrine : fçavoir, le fternum qui en occupe la partie antérieure ; les côtes au nombre de douze de chaque côté, qui en font les parties latérales ; & les vertebres du dos, qui en compofent la partie poftérieure. Nous avons parlé des vertebres : confidérons préfentement le fternum & les côtes.

Le Sternum.

Le *Sternum* eft cette partie offeufe qui s'étend du haut en bas de la partie antérieure de la poitrine, avec lequel les côtes & les clavicules font articulées. Dans les enfans il eft compofé de plufieurs os qui font unis par des cartilages. Dans la fuite de l'âge la plûpart de ces cartilages s'offifient, & alors le Sternum ne renferme plus que deux piéces ; quelquefois il n'en renferme qu'une feule. On peut cependant le confidérer comme compofé de deux parties ; d'une fupérieure plus large, plus

épaiſſe, mais plus courte ; & d'une inférieure plus mince , plus étroite , & plus
longue.

Il eſt terminé inférieurement par un
cartilage qu'on nomme *xiphoïde* ou *enſi-*
forme, parce qu'on a prétendu qu'il reſ-
ſembloit à la pointe d'une épée. Il approche bien plus de la figure d'une feuille de
myrte.

Le Sternum s'articule, comme nous l'a-
vons déja dit, avec les clavicules, une de
chaque côté, & les quatorze vraies côtes,
ſept à droite & ſept à gauche.

Les Côtes.

Les *Côtes* ſont des os en forme d'arc,
qui ſervent à former les parties latérales
de la poitrine : elles ſont au nombre de
douze de chaque côté. On les diſtingue
en vraies & en fauſſes. On appelle vraies,
les ſept ſupérieures , qui s'attachent au
ſternum ; & on donne le nom de fauſſes aux
cinq inférieures, qui ne s'attachent pas immédiatement à cet os.

On remarque le long de la partie inférieure & intérieure de chaque côte , une

finuofité pour loger une artere, une veine
& un nerf.

Les Côtes ne font pas offeufes dans toute leur longueur : la partie antérieure eft
cartilagineufe. Elles s'articulent avec les
vertebres & le fternum. Chaque côte, ou
du moins le plus grand nombre, a dans fa
partie poftérieure deux apophyfes, une à
l'extrémité, au moyen de laquelle elle s'articule avec le corps de deux vertebres, &
une autre qui eft une tubérofité fort fenfible, par laquelle elle s'articule avec l'apophyfe tranfverfe de l'inférieure de ces deux
vertebres.

La premiere Côte ne s'articule point
par fon extrémité à deux vertebres : elle
ne s'attache qu'à la partie fupérieure de la
premiere vertebre du dos.

Les fept Côtes fupérieures qu'on appelle les vraies Côtes, s'articulent antérieurement avec le fternum par leur cartilage.
Mais les faufles côtes ne tiennent pas immédiatement à cet os. Le cartilage de la huitiéme côte qui eft la premiere des faufles,
tient au cartilage de la feptiéme ; celui de
la neuviéme, à celui de la huitiéme, &c.

E iv

Les deux dernieres côtes ne font articulées chacune, qu'avec le corps d'une vertebre, & non avec l'apophyfe tranfverfe. Antérieurement leur cartilage eft flottant, n'ayant aucune attache aux cartilages des précédentes : & cela parce que les grands mouvemens du tronc ne fe font pas feulement fur les vertebres des lombes, mais encore fur les deux dernieres vertebres du dos. Si ces deux côtes avoient été affujéties par devant, & attachées chacune aux corps de deux vertebres, & de plus à une apophyfe tranfverfe, ces attaches auroient beaucoup gêné le mouvement des deux dernieres vertebres du dos, & par conféquent le mouvement de tout le tronc.

Les côtes fervent à défendre les organes vitaux, c'eft-à-dire le cœur & les poumons.

Sans ce rempart offeux, ces vifceres feroient expofés à être troublés à chaque inftant dans leurs fonctions ; ce qui feroit très – préjudiciable à la fanté & à la vie même : car les mouvemens de ces organes font fi néceffaires, qu'ils ne fçauroient ceffer fans que l'animal périffe.

Les Os du Baffin.

Les *Os Innominés* (c'eft ainfi qu'on les appelle communément) font dans les adultes au nombre de deux feulement, qui s'uniffant entre eux antérieurement, & avec l'os facrum poftérieurement, forment le Baffin.

Dans les jeunes fujets, chaque os inno-miné eft compofé de trois os diftinéts, dont celui qui occupe la partie fupérieure eft beaucoup plus grand que les autres : on l'appelle l'Os *Ilium*, ou l'Os des Iles. Le fecond qui eft à la partie poftérieure & inférieure, fe nomme l'Os *Ifchion* ; & le troifiéme qui eft à la partie antérieure, s'ap-pelle l'*Os Pubis*.

En avançant en âge, ces trois os s'u-niffent tellement enfemble par l'offifica-tion des cartilages au moyen defquels ils s'articuloient les uns avec les autres, qu'il ne refte plus aucun veftige de leur fépara-tion. Cela n'empêche pas qu'on ne confi-dere toujours ces trois parties fous les trois noms que nous venons de leur donner.

L'Os *ilium*.

L'Os des Iles a sur son bord supérieur
une crête fort sensible : c'est cette crête
qu'on appelle communément la hanche.
On remarque à sa partie inférieure , une
grande échancrure qui donne passage à
des muscles ; & à sa partie postérieure ,
une grande facette irréguliere par laquelle
il s'articule avec l'os sacrum.

L'Os *Ischion*.

L'Os *Ischion* a deux éminences , dont
l'une , qui est à sa partie supérieure & intérieure , se nomme l'épine de l'Os Ischion , où vient s'attacher un ligament
qui part de l'os sacrum , pour lier plus fer-
mement les os du bassin avec l'épine du
dos. L'autre éminence à laquelle on a donné le nom de tubérosité , est à sa partie
inférieure : elle donne attache à plusieurs
muscles. C'est de tous les os du tronc , la
partie la plus basse , & sur laquelle nous
portons quand nous sommes assis.

Cet os s'articule avec l'os des Iles &

l'os Pubis : il forme avec le dernier un grand trou qu'on nomme le trou ovale. Ce trou eſt fermé par une membrane, & il donne attache à des muſcles dans ſa circonférence, tant en dehors qu'en dedans.

L'Os Pubis.

L'Os *Pubis*, qui eſt le plus petit des trois, n'a rien qui mérite d'être remarqué ici. Il eſt ſitué à la partie antérieure du baſſin, où il s'unit avec ſon ſemblable, au moyen d'un cartilage fort conſidérable.

Les trois os dont nous venons de parler, concourent par leur rencontre à former extérieurement deux grandes cavités, l'une à droite & l'autre à gauche, nommées cavités cotyloïdes. Chacune de ces cavités reçoit la tête de l'os de la cuiſſe. On remarque dans cette cavité une petite foſſette deſtinée à loger des glandes mucilagineuſes, qui ſéparent & verſent une humeur onctueuſe propre à rendre l'articulation libre & coulante. On y voit l'impreſſion de l'attache d'un ligament rond, qui tient auſſi à la tête du femur, pour aſſujettir l'extrémité de cet os dans la cavité cotyloïde.

Dans l'état naturel , cette cavité eſt garnie de cartilages comme les autres articulations : c'eſt ce que nous avons dit ailleurs.

Les os du baſſin ſervent à loger une
partie des inteſtins & la veſſie , & à unir
le tronc avec les extrémités inférieures.

A R T I C L E   I V.

Des Extrémités.

Il nous reſte à examiner les extrémités
tant ſupérieures qu'inférieures.

Des Extrémités ſupérieures.

Les *Extrémités ſupérieures* de chaque
côté, ſont compoſées de l'épaule, du bras
& de la main.

Les os de l'épaule ſont au nombre de
deux de chaque côté , dont l'un s'appelle
la *Clavicule*, & l'autre l'*Omoplate*.

La Clavicule.

La *Clavicule* , ainſi nommée à cauſe de
ſa figure reſſemblante à une clef des Anciens , eſt recourbée aux deux extrémités

en un fens oppofé ; de forte qu'elle repréfente affez bien la lettre S. Cet os eft de
la groffeur du petit doigt , mais plus long;
d'une fubftance fpongieufe , & par cette
raifon très - caffant. Il eft rond & affez
épais dans fa partie antérieure , au moyen
de laquelle il s'articule avec le fternum. Il
eft plus plat & plus large à fon extrémité
poftérieure , par laquelle il eft articulé
avec l'apophyfe de l'omoplate , qu'on nomme *acromion.*

La Clavicule fert à affujétir l'Omoplate
pour l'empêcher de fe porter trop en devant ou en arriere. Car quand on fait effort pour traîner quelque fardeau , les ligamens qui attachent ces deux os enfemble , retiennent l'Omoplate & empêchent
qu'elle ne fe jette trop en arriere.

La Clavicule donne attache à plufieurs
mufcles , & fert à couvrir & à défendre
les arteres *fous-clauieres* , ainfi nommées
à caufe de leur fituation fous la clavicule.

L'Omoplate.

L'*Omoplate* eft un os de figure prefque
triangulaire , appliqué comme un bouclier

ſur la partie poſtérieure des vraies côtes. Cet os eſt fort mince dans la plus grande partie de ſon étenduc, mais d'un tiſſu ſerré. Il eſt convexe extérieurement, & concave intérieurement, pour s'accommoder à la convéxité des côtes. Cette concavité ſe nomme foſſe ſous-ſcapulaire, parce que l'Omoplate s'appelle en latin *ſcapula*. On remarque à cet os trois côtés inégaux : le plus grand qu'on nomme la baſe, regarde les vertebres ; le moyen eſt en bas ; & le plus petit à la partie ſupérieure. Il y a ſur ſa partie externe, une groſſe élévation en forme d'épine, qui la partage en deux foſſes : la plus petite, qui eſt la ſupérieure, ſe nomme foſſe ſuſépineuſe, & l'autre, ſouſépineuſe. L'épine eſt terminée par une groſſe apophyſe qui s'avance ſur la tête de l'os. C'eſt cette apophyſe qu'on nomme acromion, qui s'articule avec la Clavicule. Il y a une autre éminence qui tient à la partie ſupérieure de la tête de l'os : elle eſt appellée apophyſe *coracoïde*, à cauſe de ſa figure qui approche de celle d'un bec d'oiſeau. Un fort ligament, qui va d'une de ces apophyſes à l'autre, empêche que l'os du bras ne ſe luxe vers la partie fupérieure de fon articulation avec l'Omoplate.

L'Omoplatte s'articule avec la clavicule & le bras : elle fert à lier le bras au tronc ; à donner attache à un grand nombre de mufcles, & à fortifier poftérieurement le rempart de la poitrine.

Le Bras.

On divife le Bras en deux parties, qui s'articulent enfemble dans l'endroit qu'on appelle le coude. La partie fupérieure retient le nom de bras proprement dit, & on donne à la partie inférieure celui d'avant-bras.

Le Bras eft formé d'un feul os appellé l'Humerus. Il faut confiderer dans cet os, qui eft de figure prefque cylindrique, fon corps, & fes extrémités. L'extrémité fupérieure eft terminée par une tête demi-fphérique, qui eft reçue dans la cavité glenoïde de l'omoplate. L'extrémité inférieure a plufieurs éminences & plufieurs cavités. Ses principales éminences font les deux condyles, l'un externe & l'autre interne : celui-ci eft le plus confidérable des deux. Entre ces deux condyles, on remarque

une élévation qui forme comme une efpéce de poulie fur laquelle fe fait le mouvement de l'avant-bras. A chaque côté des
condyles , tant extérieurement qu'intérieurement , il y a encore une éminence qui
donne attache à des mufcles de la main
& des doigts. On voit poftérieurement &
fupérieurement aux condyles une foffe pro-
fonde , pour recevoir une groffe apophyfe de l'os du coude. Antérieurement & à
l'oppofite de cette foffe , il y en a encore
une moins confidérable pour recevoir une
autre éminence du même os.

Le corps de l'os approche de la figure
cylindrique , comme nous l'avons dit. Il
a à fa partie fupérieure & antérieure une
goutiere qui part de derriere la tête de cet
os : elle eft deftinée à loger le tendon d'un
mufcle. Le corps de l'humérus eft creux
dans toute fa longueur , & renferme de la
moële , comme tous les os longs.

L'Humerus eft articulé fupérieurement
avec l'omoplate , au moyen de fa tête demi-fphérique. Cette articulation permet
toutes fortes de mouvemens , en haut, en
bas , en devant , en arriere , en rond :
elle eft enveloppée d'un ligament capfulaire.

re. Cet os s'articule par fon extrémité inférieure avec le cubitus.

L'Avant-bras.

L'*Avant-bras* eft compofé de deux os ;
fçavoir, du Cubitus & du Radius.

Le Cubitus.

Le *Cubitus*, où l'os du coude, n'a pas
la moitié du volume de l'humerus ; il diminue de groffeur en allant de haut en bas.
Il a fupérieurement deux apophyfes &
deux cavités : des deux apophyfes, l'une
eft poftérieure ; c'eft la plus confidérable ;
on l'appelle *olecrane* : elle eft reçue dans
la foffe poftérieure de l'humerus. L'apophyfe antérieure fe nomme *coronoïde* :
elle entre dans la foffette antérieure de l'os
du bras dans le tems de la fléxion. Comme cette apophyfe eft plus petite que l'autre, elle permet à l'avant-bras de fe plier
en dedans, au lieu que la grande apophyfe rencontre d'abord le fond de la foffe
extérieure dans l'extenfion, & empêche
par cette raifon de plier le bras en arriere.
Les ligamens s'oppofent auffi à ce mouve-

F

ment. Il y a encore entre ces deux apophyfes, dont nous venons de parler, une grande cavité qu'on nomme *Sygmoïde* : cette cavité eft partagée en deux facettes par une petite éminence, qui va d'une apophyfe à l'autre, au moyen defquelles le cubitus s'ajufte éxactement avec l'humerus en façon de charniere.

A la racine de l'apophyfe coronoïde intérieurement, il y a une petite cavité fygmoïde, pour l'articulation du cubitus avec le radius ou rayon.

Le corps du Cubitus eft de figure triangulaire : fon extrémité inférieure eft terminée par une petite tête, & une petite apophyfe. Cette apophyfe qui eft à la partie extérieure, fe nomme ftiloïde. La petite tête s'articule par fa face intérieure avec le rayon.

Le Cubitus s'articule avec l'os du bras par en haut, avec le rayon tant en haut qu'en bas, & avec le carpe ou poignet, par fon extrémité inférieure. Toutes ces articulations font affujéties par des ligamens.

Le Radius.

Le *Radius* ou *Rayon*, eft un peu plus

gros & un peu moins long que le cubitus :
par en haut son contour est cylindrique,
évasé supérieurement, pour recevoir le
condyle externe de l'humérus. Il est reçu
latéralement par la petite cavité sygmoïde
du cubitus : c'est dans cette cavité que
roule son contour cylindrique, dans les
mouvemens de pronation & de supina-
tion *. Cet os suit le cubitus dans les mouvemens de fléxion & d'extension, auxquels
il ne contribue point.

L'extrémité inférieure du rayon est bien
plus grosse & plus forte que la supérieure.
Le cubitus, au contraire, est plus délicat
& plus foible dans cet endroit, qu'à sa
partie supérieure ; de sorte que la partie
foible de l'un est compensée par la partie
forte de l'autre.

On voit à la partie latérale & interne
du Radius, une petite cavité, en forme
d'échancrure, pour recevoir la partie de
la tête inférieure du cubitus qui lui répond ; & à la base même une cavité plus

* On appelle mouvement de pronation, celui par lequel on applique la paûme de la main sur un plan,
sur une table, par exemple ; & mouvement de supina-
tion, celui par lequel on mettroit le dos de la main
sur le même plan, & la paûme de la main en haut.

F ij

grande, pour recevoir des os du carpe ou poignet. Cet os foutient les premiers os du carpe du côté du pouce, au lieu que le cubitus foutient l'os du poignet qui répond au petit doigt.

Il régne le long du radius, comme le long du cubitus, dans l'endroit où ils fe regardent, une épine qui donne attache à un ligament interroffeux, c'eft-à-dire, qui occupe l'efpace qu'on obferve entre ces deux os.

Le Carpe.

Le *Carpe* ou *poignet* renferme huit os difpofés fur deux rangs. Les Anatomiftes leur ont donné des noms particuliers, mais nous croyons qu'il eft inutile de les rapporter ici, comme auffi d'expliquer leur figure.

Ces os font unis entre eux avec les os de l'avant-bras, & avec ceux du Méta-carpe au moyen de plufieurs ligamens.

Le Métacarpe.

Les os du *Metacarpe*, font au nombre de quatre, un peu convexes en dehors, & légérement concaves en dedans de la

main , dont ils font ce qu'on appelle la
paûme. Ils font creux , & de figure cylindrique.

Ils ont aux deux extrémités de petites
facettes & de petites cavités au moyen defquelles ils s'articulent , fupérieurement avec
les os du carpe , & inférieurement avec la
premiere phalange des os des doigts qui y
répondent , comme les phalanges s'articulent les unes avec les autres.

Les Doigts.

Tout le monde connoît le nombre & le
nom des doigts. Il y a aux cinq doigts de
chaque main quinze os , difpofés en trois
rangs qu'on nomme phalanges. Les os de
la premiere phalange qui touchent au Métacarpe font les plus gros , ceux de la derniere font les plus petits. Tous ces os ont
moins de volume dans leur milieu , qu'aux
extrémites qui fervent aux articulations.
Outre les inégalités qu'on remarque aux
extrémités des os du carpe , du métacarpe
& des doigts pour articuler ces os les
uns avec les autres , leurs articulations font
fortifiées par des ligamens qui les enveloppent.

Il eſt aiſé de comprendre que cette multiplicité d'os dans la main, (car il y en a
juſqu'à 27 à chaque main) étoit néceſſaire pour la facilité des différens mouvemens
que nous voulons éxécuter. Si chaque doigt
n'étoit fait que d'un ſeul os, au lieu de
trois, nous ne pourrions les fléchir & les
mouvoir, pour ſaiſir & empoigner ce que
nous voulons.

Les Extrémités inférieures.

Chaque Extrémité inférieure ſe diviſe
en quatre parties, qui ſont la cuiſſe, la rotule, la jambe & le pied.

Le Femur.

La *Cuiſſe* n'a qu'un ſeul os, mais gros
& fort, c'eſt le plus grand de tous les os
du corps humain. On le nomme *Femur*.
Nous conſidérons dans cet os ſon corps &
ſes extrémités. Son corps, qui eſt preſque
de figure cylindrique, eſt convexe en devant, & concave en arriere ; cette concavité ſert à loger pluſieurs muſcles. On voit
régner le long des deux tiers de ſa longueur,
une ligne raboteuſe pour l'inſertion d'un
muſcle nommé *triceps*.

Il faut remarquer à l'extrémité supérieure, la tête, le col, & deux apophyses fort senfibles. La tête, qui eft demi-fphérique, eft tournée en dedans pour entrer dans la grande cavité cotyloïde des os innominés. On y voit une foffette où s'attache un ligament, qui part du fond de la cavité cotyloïde, pour affermir la tête du femur dans cette cavité. Le col eft prefque horizontal par rapport au corps de l'os. Des deux apophyfes, l'extérieure, qu'on nomme le grand *Trochanter*, eft trés-groffe ; celle qui eft dedans eft moins remarquable : elles donnent attache à plufieurs mufcles.

L'articulation de cet os avec le tronc, eft encore fortifiée par un ligament capfulaire, qui part du contour de la cavité cotyloïde, & enveloppe la tête du femur. La tête de cet os fe meut fur le tronc en tous fens.

On remarque à l'extrémité inférieure, deux groffes apophyfes nommées condyles, de figure ovale, & une cavité mitoyenne pour s'articuler en forme de charniere avec la jambe.

Entre ces deux apophyfes, il y a pof-

térieurement une cavité pour loger des
vaiſſeaux & des nerfs qui vont à la jambe & au pied, ſans qu'ils ſoient expoſés
à une compreſſion, qui, ſans cela, arriveroit dans la fléxion de la jambe, & deviendroit funeſte.

Il y a aux côtés externes de chaque
condyle, des tubéroſités d'où partent des
ligamens qu'on nomme latéraux, qui vont
s'attacher au *tibia*.

Il part auſſi de chaque condyle poſtérieurement, un ligament, dont l'un va
de droite a gauche, & l'autre de gauche
à droite; de façon qu'ils vont s'attacher
à l'os de la jambe en ſe croiſant : les premiers de ces ligamens empêchent le mouvement de la jambe ſur la cuiſſe, à droite
& à gauche : & les derniers s'oppoſent à la
fléxion de la jambe en devant.

La Rotule.

La *Rotule* eſt un os qui a 4 ou 5 pouces
de circonférence, placé antérieurement
ſur l'articulation du femur avec la jambe.
Il eſt plus épais dans le milieu, qu'à ſa circonférence; antérieurement il eſt poli &

un peu convexe ; poſtérieurement ſa face n'eſt pas ſi égale. On y remarque une éléva-tion dans le milieu , qui eſt reçue entre les deux condyles du femur. Cet os eſt retenu dans ſa place , par un ligament qui l'en-toure & qui s'attache au femur & au ti-bia ; auſſi-bien que par les tendons de plu-ſieurs muſcles , qui ne l'empêchent pas ce-pendant de gliſſer de haut en bas & de bas en haut.

Son uſage eſt de réſiſter aux chocs & aux efforts des corps étrangers ſur la ſurface de l'articulation du genou : il ſert auſſi à augmenter la puiſſance des muſcles qui étendent la jambe , en éloignant la direction de ces muſcles du centre du mou-vement en maniere de poulie.

La Jambe.

La *Jambe* eſt compoſée de deux os , dont le plus gros placé intérieurement , ſe nomme le *Tibia* : l'extérieur qui eſt beau-coup moins conſidérable pour la groſſeur , ſe nomme le *Péroné*.

Le Tibia.

Le *Tibia* eſt un os qui repréſente preſque un prifme triangulaire : fa face la plus large eft poftérieure, & l'angle le plus faillant, qu'on appelle crête, eft à la partie antérieure. Cette crête n'eft recouverte que de la peau, & les coups qu'on y reçoit, font fort douloureux, parce que le périofte qui eft très-fenfible, n'eft pas garni de mufcles.

A l'extrémité fupérieure de cet os font deux faces légérement concaves, féparées par une élévation mitoyenne. Ces deux faces reçoivent les deux condyles du fémur, & l'éminence mitoyenne eft reçue dans la cavité qui eft entre ces deux apophyfes ; de maniere que cela forme une articulation de charniere parfaite. Sous la face interne, on remarque une petite cavité qui reçoit la tête du péroné.

On voit à la partie inférieure & interne du Tibia, une apophyfe qui déborde fenfiblement le refte du contour de la bafe. C'eft cette éminence qu'on appelle la Malleole interne, & vulgairement cheville du pied. La bafe du Tibia eft terminée par une grande cavité tranfverfale, qui reçoit l'os qui fait la partie fupérieure de ce qu'on appelle le cou du pied.

A la partie latérale externe & inférieure du Tibia, il y a une cavité oblongue pour recevoir le péroné. Le corps du Tibia est creux dans la longueur.

La Péroné.

Le *Péroné* est un os fort mince, qui s'étend le long de la partie externe du tibia : son extrémité supérieure monte un peu moins haut que celle du tibia, au lieu que son extrémité inférieure descend un peu plus bas. Il s'articule en haut & en bas avec les cavités latérales que nous avons observées dans le tibia.

Son extrémité inférieure est une tête applatie en dedans, & convexe en dehors ; elle forme la malléole externe, qui est un peu plus basse que l'interne, formée par une éminence du tibia. Le corps de cet os qui est un peu cambré en dedans, donne attache aussi-bien que le tibia, au ligament qui se trouve entre ces deux os, & qu'on appelle pour cette raison, ligament intcrosseux.

Les Os du pied.

Il faut distinguer dans le *pied*, comme

dans la main, trois parties, qui font le *Tarfe*, le *Métatarfe*, & les *Doigts*, qu'on nomme auffi *Orteils*.

Le Tarfe.

Le *Tarfe* eft compofé de fept os, qui font l'*Aftragale*, le *Calcaneum*, l'os *Naviculaire*, le *Cuboïde* : les trois autres fe nomment *Cunéiformes*.

L'Aftragale.

L'*Aftragale* eft un os confidérable, fur lequel eft appuyé le tibia. On peut y confiderer plufieurs faces. La face fupérieure & un peu poftérieure, qui eft convexe, eft reçue dans la cavité du tibia. Les faces latérales font embraffées par les deux malléoles. Il s'unit par fa face inférieure avec le Calcaneum, & fa face antérieure eft reçue par l'Os Naviculaire : il eft lié à tous ces os par le moyen de bons ligamens.

Le Calcaneum.

Le *Calcaneum* eft le plus gros des os du pied. Sa figure eft tout-à-fait irréguliere : il a , à sa partie inférieure , une grosse tubérosité qui forme le talon : sans cette tubérosité sur laquelle nous appuyons quand nous sommes de bout & quand nous marchons , le corps tomberoit en arriere. On remarque à la face interne de cet os , une grande sinuosité qui donne passage au tendon d'un muscle. C'est à la partie postérieure du Calcaneum que s'attache une espéce de corde formée par les tendons réunis de plusieurs muscles. On donne à cette corde le nom de tendon d'Achile , parce que la Fable dit , que ce fut à cette partie que ce Héros reçut la blessure mortelle , qu'il ne pouvoit recevoir que dans cet endroit. Le Calcaneum tient aux os qu'il touche par le moyen de forts ligamens.

Le Naviculaire.

L'Os *Naviculaire* ou *Scaphoïde* , (car ces deux termes signifient la même chose) a été ainsi nommé , à cause de sa ressemblance à une petite barque. Par sa partie postérieure , qui est concave , il reçoit l'astragale : antérieurement il s'unit avec les

os cunéïformes, & latéralement il touche
au cuboïde.

Le Cuboïde.

L'Os *Cuboïde*, ainsi appellé parce qu'il
approche de la figure d'un cube, s'unit
par sa partie postérieure avec le Calcaneum ; par l'antérieure, il soutient les deux
derniers os du Métatarse ; latéralement,
il touche au troisiéme os cunéïforme, & à
l'os naviculaire.

Les Cunéïformes.

Les trois Os *Cunéïformes* ont ce nom
par rapport à leur ressemblance avec un
coin. Ils sont rangés les uns à côté des autres. La surface supérieure a beaucoup
plus de volume que celle qui est du côté
de la plante du pied, à cause de leur forme de coin. Ils s'unissent postérieurement
avec l'os naviculaire, & antérieurement
ils soutiennent les trois premiers os du
Metatarse. Le troisiéme os cunéïforme touche latéralement au cuboïde.

Ce que nous venons de dire du tarse,
quoique très-court & très-simple, ne sera
peut-être pas encore clair pour bien du

monde : mais fi on jette les yeux fur ces os dans leur fituation, on comprendra aifé-ment le peu que nous en avons dit.

Le Métatarfe.

Le *Métatarfe* renferme cinq os, au lieu que le Métacarpe n'eft compofé que de quatre. Cette différence vient de ce que dans la main, un os qui eft attribué au pouce, fe met ici au nombre des os du Métatarfe ; de forte que le gros orteil n'en a que deux.

Le premier de ces os, c'eft-à-dire, ce-lui qui foutient le gros orteil, eft beaucoup plus fort que les autres, qui font à peu près de même groffeur entre eux.

Les os du Métatarfe s'uniffent par une extrémité avec les os cunéiformes & le cuboïde ; & par l'autre extrémité, ils fou-foutiennent les orteils auxquels ils répon-dent.

Les Doigts du pied.

Les *Doigts du pied*, comme ceux de la main, ont chacun trois os. On les diftin-guent pareillement en trois phalanges. Il faut cependant en excepter le gros orteil, qui, comme nous venons de le dire, n'a que deux os.

Quoique les os du pied ne se meuvent pas avec tant de facilité, les uns sur les autres, que ceux de la main; néanmoins leur grand nombre & leur arrangement sont assortis d'une maniere admirable aux diverses fonctions du pied. Car par la multiplicité de ces os, & par la disposition de leur arrangement le pied peut plus aisément s'ajuster aux différens corps sur lesquels nous sommes exposés à marcher. La plante des pieds est naturellement concave : nous pouvons à notre volonté augmenter un peu cette concavité, & former une espéce de voute, propre à recevoir les inégalités & les élévations raboteuses qui se rencontrent quelquefois sous nos pieds, & qui sans cela, incommoderoient beaucoup, sur-tout les personnes qui marchent sans chaussure.

Os Sesamoïdes.

Outre les Os dont nous venons de faire le dénombrement, on en trouve encore quelques

quelques petits, comme des lentilles, dans les perfonnes âgées. On les appelle Os *Sefamoïdes*, à caufe de leur reffemblance avec les femences d'une plante de ce nom. Il s'en rencontre affez communément aux articulations des pouces de la main & du pied ; dans l'articulation du Métacarpe avec le petit doigt ; quelquefois dans la petite cavité qui eft à la partie extérieure du condyle externe du fémur ; & fous l'os cuboïde du tarfe, dans le tendon d'un mufcle qui paffe à cet endroit.

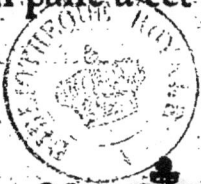

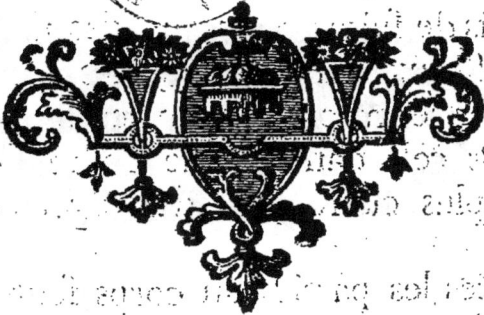

G

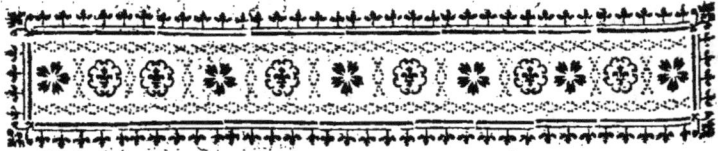

CHAPITRE II.

DES PARTIES MOLLES
EN GENERAL.

ET DES TEGUMENS COMMUNS.

APrès avoir expofé ce qui regarde les os, il s'agit préfentement de traiter des parties molles.

Si je fuivois la méthode ordinaire, je parlerois de fuite de la peau, des mufcles, des vaiffeaux, des nerfs, des glandes, &c. Mais je m'écarterai un peu de cet ordre, & cela dans la vue de rendre les chofes plus claires, & d'abréger la matiere.

Toutes les parties du corps font tellement liées entre elles, qu'on ne fçauroit donner une idée jufte des unes, fans fe trouver en quelque façon obligé de parler des autres. C'eft ce qui m'engage à rapporter d'abord en peu de mots la fituation des principaux viſceres du corps humain ; afin que quand on en lira le nom en paſ-ſant , on ſache au moins dans quelle cavité chacun de ces organes doit être placé.

Après cette courte expoſition , je par-lerai des tégumens & des muſcles : j'entre-rai enſuite dans l'éxamen des viſceres, & de leurs fonctions. En décrivant ce qui regarde le cerveau , j'aurai occaſion de traiter des nerfs & des eſprits animaux ; la circulation trouvera ſa place dans l'ar-ticle du cœur ; les ſécrétions ſe rangeront naturellement à la ſuite , & ainſi dés autres matieres.

On diſtingue dans le corps humain , trois grandes cavités , qu'il a plu aux Ana-tomiſtes d'appeller *ventres* : ſçavoir , une cavité ſupérieure , une moyenne , & une inférieure. La cavité ſupérieure eſt formée par le crâne , & renferme le cerveau. La moyenne eſt formée par les vertebres du dos , par le ſternum , & par les vraies côtes garnies de muſcles & d'autres enveloppes : elle s'appelle le thorax ou la poitrine ; & contient le cœur & les poumons.

La cavité inférieure , qui eſt ſéparée

de la moyenne par une cloifon nommée le *Diaphragme* , eft ce qu'on appelle le bas-ventre ; elle eft formée par les vertebres des lombes , l'os facrum , les fauffes côtes , & par des mufcles. Elle renferme , l'épiploon , l'eftomach , les inteftins , le pancreas , le foie , la rate , les reins & la veffie.

Sous le nom de *Tegumens communs* , on doit entendre la furpeau ; le corps réticulaire de *Malpighi* ; la peau proprement dite , & la graiffe. Les poils , & les ongles , les glandes miliaires , & fébacées font des dépendances de la peau ; on ne peut par conféquent fe difpenfer d'en parler ici , auffi-bien que des ufages de toutes ces parties.

ARTICLE PREMIER.

La Surpeau.

L'*Epiderme* ou la *Surpeau* eft une pellicule fine , tranfparente , infenfible , qui recouvre extérieurement la peau , & par conféquent tout le corps.

Cette partie , qui paroît très-fimple ,

est cependant composée de [plusieurs lames. Un grand nombre d'Anatomistes ont prétendu que la surpeau étoit formée par une humidité qui s'éxhale de toute l'habitude du corps, & qui s'épaissit & se durcit par le contact de l'air.

Ils étoient portés à embrasser cette opinion, à cause de la régénération prompte de cette partie, qui paroît se faire par tous les points de son étendue en mêmetems, lorsqu'elle a été détruite ; au lieu que les autres parties détruites se régénérent, en allant de la circonférence vers le centre.

Mais une preuve démonstrative, que la surpeau n'est pas une humeur visqueuse, épaissie par le contact de l'air extérieur, c'est que le fœtus est recouvert de l'épiderme dans le sein de sa mere. La surpeau est formée par l'expansion des extrémités des vaisseaux excrétoires qui sont à la surface de la peau. Comme ces vaisseaux se trouvent dans toute la peau, il n'est pas étonnant que l'épiderme se régénére dans tous les points de son étendue en même-tems *.

* L'épiderme se sépare de la peau ou plûtôt du corps reticulaire, par le moyen du feu ou par la pourriture.

La furpeau eſt percée d'une infinité de pores, ou petits trous, qui donnent paſſage aux poils, à l'humeur de la ſueur & de la tranſpiration, auſſi-bien qu'aux liqueurs qui peuvent entrer du dehors au dedans du corps par la peau, tels que ſont le mercure, la térebenthine, &c.

Elle eſt plus épaiſſe à la plante des pieds, & dans la paume de la main, que dans les autres parties du corps.

Les ſillons qu'on remarque à l'épiderme appartiennent à la peau proprement dite : la furpeau s'ajuſte à ces ſillons, mais elle ne les forme pas.

L'uſage de la furpeau eſt de modérer la ſenſibilité trop grande de la peau, lorſqu'elle eſt à nud, & de temperer l'évacuation de l'humeur de la tranſpiration.

ARTICLE II.

Le Corps Réticulaire.

Le *Corps Réticulaire*, ſitué entre la furpeau & la peau, eſt une membrane fine, percée d'une infinité de trous, abbreuvée d'une humeur viſqueuſe ou muqueuſe, qui ſe ſépare du ſang à l'extrémité des arteres de cette partie. Cette humeur muqueuſe a fait donner à cette partie le nom de *corps muqueux*. C'eſt ſans doute à la raréfaction de cette humeur, qu'il faut rapporter les cloches qui s'élevent ſur la peau, quand on ſe brûle. Cette humeur eſt deſtinée à entretenir la ſoupleſſe des papilles de la peau : elle donne au corps ſa couleur. Si on enleve du cadavre d'un Négre le corps réticulaire avec la ſurpeau, on remarque que la peau eſt de couleur ordinaire, & que ce qu'on a enlevé eſt de couleur noir, comme l'a obſervé M. *Ruyſch* : ce qui prouve que la couleur des Négres, dont la cauſe n'eſt pas encore bien connue, a ſon ſiége dans cette partie.

Le corps réticulaire donne paſſage aux mêmes parties que l'épiderme, tant du dedans au dehors, que du dehors au dedans.

ARTICLE III.

La Peau.

La *Peau* eſt un corps compoſé de fibres tendineuſes, différemment entrelacées les unes dans les autres, comme on

G iv

peut le voir en jettant les yeux sur une basane, ou une peau corroyée. Ces fibres tendineuses sont parsemées de filets nerveux, de vaisseaux sanguins, & de vaisseaux lymphatiques.

La partie extérieure de la peau est garnie de papilles tendineuses que la plûpart des Anatomistes ont appellées des houpes nerveuses, les regardant comme la substance pulpeuse des nerfs dont les enveloppes membraneuses sont épanouies dans la peau. La grande sensibilité de ces mammelons, dénote bien qu'ils sont très-fournis de nerfs : mais est-il croyable que les petites fibrilles nerveuses de la peau soient suffisantes pour former seules ces papilles ? Il est plus naturel de croire qu'elles sont en partie de la même nature que la peau. Elles constituent l'organe du tact : aussi sont-elles plus remarquables dans les parties fort sensibles, & où le tact est plus délicat, comme à la plante des pieds, à la paume de la main, & sur-tout au bout des doigts.

Les Glandes Sebacées, & les Glandes Milliaires.

Il y a dans le corps de la peau, de deux fortes de Glandes ; fçavoir, les Glandes febacées, & les Glandes *milliaires*.

Glandes Sébacées.

On doit entendre par glandes febacées des veficules membraneufes, ou plûtôt de petits tuyaux cylindriques, partant des arteres par un bout,& verfant par l'autre une humeur graffe & huileufe qui fert à entretenir la peau dans la molleffe & la foupleffe. Quand cette humeur s'amaffe & féjourne quelque tems dans ces tuyaux, elle s'y épaiffit & les étend, & par-là leur donne la figure fphérique, qui les a fait appeller glandes.

Cette humeur ayant acquis un certain dégré d'épaiffiffement, approche de la couleur & de la confiftance du fuif, & c'eft de-là que vient le nom de febacées.

Ces Glandes font répandues par toute la peau, mais non pas en auffi grand

nombre que quelques Auteurs l'ont prétendu. Elles font remarquables fur-tout
aux environs du nez, aux aînes, & aux
aiffelles. C'eft l'humeur qu'elles verfent,
qui graiffe & tache en partie les chemi-
fes, quand on eft long-tems fans en
changer.

Glandes Milliaires.

Les *Glandes Milliaires*, ainfi nommées,
parce qu'elles reffemblent à des grains
de millet, font de petits corps fphériques, qui font répandus dans la peau en
bien plus grand nombre que les glandes
febacées. Chacune de ces petites glandes a fon vaiffeau excrétoire qui perce la
peau en dehors, le corps muqueux qui eft
deffus, & la furpeau même; &, comme
par une efpéce de diftillation, laiffe échapper l'humeur de la fueur & de la tranfpiration infenfible, qui fort de la maffe du
fang par voie de fécrétion.

Outre les vaiffeaux excrétoires de la
tranfpiration, qui viennent de ces glandes, il ne faut pas douter qu'il n'y en ait
encore une infinité d'autres, qui viennent
immédiatement des arteres cutanées.

De la Transpiration insensible, & de la Sueur.

Il n'eft pas difficile de comprendre de quelle maniere fe fait la *Transpiration*. Le fang porté par la circulation jufqu'aux vaiffeaux cutanés, fe décharge des parties les plus fubtiles & les plus propres à enfiler les petits vaiffeaux qui vont s'ouvrir hors de la peau.

Quand la tranfpiration eft extrémement abondante, & que plufieurs goutes, qui étoient infenfibles féparément, viennent à s'unir & à fe condenfer par le contact de l'air, elle forme fur la peau des goutes vifibles que nous appellons *fueur*. C'eft ce qui doit arriver fur-tout, dans les grands mouvemens & les exercices violens. Le fang étant pouffé alors avec plus de force, parvient en plus grande quantité jufqu'aux extrémités des vaiffeaux, & la férofité s'en échappe en conféquence plus abondamment par les tuyaux qui font deftinés à cet ufage. Ainfi la peau fert comme d'*émonctoire* à des humeurs fuperflues qui furchargeroient la maſſe du ſang, ſi elles ne prenoient point cette voie.

Ce n'eſt pas ſeulement par la peau qu'on tranſpire ; on le fait auſſi par les poumons, comme on peut s'en aſſûrer en reſpirant ſur un miroir. Car on voit bientôt une humeur qui ternit la glace, & qui s'y amaſſe, même en une liqueur ſenſible au bout de quelque tems, ſur-tout ſi la glace eſt fort froide.

La quantité d'humeurs que nous perdons par la voie de la tranſpiration, eſt très-conſidérable. *Sanctorius* Médecin Italien a démontré, & pluſieurs autres expériences ont confirmé depuis, que la tranſpiration monte environ aux $\frac{5}{8}$ des alimens que nous prenons. C'eſt-à-dire, que ſi ce qu'on boit, & ce qu'on mange en un jour péſe huit livres, on en diſſipe pour l'ordinaire en Italie, cinq livres par l'inſenſible tranſpiration, tandis qu'il ne s'en évacue que trois livres par les ſelles, les urines, les crachats, &c.

La tranſpiration n'eſt pas tout-à-fait ſi abondante en France, où la chaleur eſt moindre ; mais la différence n'eſt pas grande. Il y a toujours de la variation dans l'infenfible tranfpiration, fuivant le pays, la faifon, le tempérament, l'âge, le fexe, les maladies, les alimens, les éxercices, les paffions, le fommeil, la veille, &c.

Pour peu qu'on faffe attention à ce que je viens de dire fur la quantité de la tranfpiration, on concevra fans peine, que fi cette évacuation vient à être confidérablement augmentée, ou diminuée, la fanté en doit fouffrir d'une maniere fenfible. Si elle eft trop abondante, la maffe du fang privée de ce qu'elle avoit de plus fubtil, devient plus épaiffe, & coule moins librement; les parties folides deviennent plus féches & plus roides, &c. Si au contraire, la tranfpiration eft diminuée, cette humeur mêlée avec les autres, en augmente la quantité, en change & en altere la nature : de-là naiffent des maladies, telles que les rhumes, les rhumatifmes, &c. L'humeur de la fueur & de la tranfpiration eft affez analogue à l'urine, comme cela paroît par le goût : auffi remarque-t-on, que quand l'évacuation de l'une diminue, célle de l'autre augmente; ceux qui tranfpirent moins, urinent plus, & ceux qui tranfpirent plus, urinent moins.

Les Ongles.

L'*Ongle* eft un corps affez reffemblant à de la corne, compacte, dur, formé par la continuation des papilles de la peau, dont il a été fait mention ci-devant. Ces papilles en groffiffant, fe réuniffent, fe durciffent, & conftituent cette efpéce de corne.

On pourra s'affurer de l'origine des ongles, fi on veut fe donner la peine de faire bouillir légérement les mains & les pieds d'un cadavre humain, ou même des pattes de chien & de cochon : car après l'ébullition, en détachant les ongles, on s'appercevra qu'ils tiennent aux papilles de la peau dont ils ne font qu'une production qui s'eft durcie.

Les Ongles croiffent par la racine, & non par l'extrémité extérieure. Plus une partie eft éloignée de la racine, plus elle fe durcit ; elle devient par-là moins fenfible. On coupe fans caufer de douleur, la partie oppofée à la racine ; mais on exciteroit les douleurs les plus vives, fi on

coupoit l'ongle vers la racine, c'eſt-à-
dire, proche des papilles dont elle tire ſon
origine.

Les Ongles ſervent à défendre l'extrémité des doigts contre le choc ou la piquure des objets extérieurs, & principalement à ſaiſir les corps petits, fins & dé-
licats, que nous ne pourrions prendre ſans
les Ongles, qu'avec des pincés ou quelques autres inſtrumens.

Les Cheveux.

Les *Cheveux*, qu'il eſt inutile de définir,
puiſque tout le monde les connoît, ſont
comme entés chacun dans une capſule,
ou bulbe cartilagineuſe, de figure ovale,
qui eſt ſituée à la partie intérieure de la
peau.

Il y a certaines capſules qui renferment
pluſieurs cheveux. Ces bulbes peuvent s'appercevoir à la racine des poils qui viennent au muſeau des chiens, & ſur-tout des
chats.

Les cheveux, comme les ongles, ne
croiſſent que par le bas. La racine rece-
vant de la nourriture pouſſe le cheveu en

dehors, & il grandit comme une plante qui s'élève fur fon oignon. Ils font plus ou moins fecs fuivant les pays, les âges & les tempéramens.

On demandera peut-être pourquoi les cheveux tombent à un certain âge, du moins dans le plus grand nombre de perfonnes ? Cela arrive, parce que dans la vieilleffe toutes les parties folides du corps fe defféchent & fe durciffent. Les bulbes des cheveux fe refferrant & venant à fe durcir, le fuc nouricier ne peut plus les pénétrer; la racine des cheveux doit donc fe deffécher faute de cette humidité & de cette nourriture; & les cheveux tombent alors néceffairement.

Si quelques perfonnes gardent leurs cheveux dans un âge très-avancé, cela ne peut venir que de ce qu'elles font d'un tempérament humide, qui contribue à conferver plus long-tems la foupleffe de toutes les parties.

Il y a une erreur affez accréditée au fujet des cheveux & des ongles. On croit que ces parties croiffent après la mort. Cette opinion pour être très-répandue, n'en n'en eft pas moins fauffe, comme * cela a été vérifié par plufieurs obfervations.

Les cheveux & les poils fervent à couvrir & à garantir certaines parties, du froid, du froiffement, &c. Quelques poils, comme ceux des fourcils, & des cils, ont des ufages particuliers : c'eft ce qui fera obfervé en fon lieu.

La Membrane adipeufe.

La *Membrane adipeufe*, ou autrement *le corps graiffeux*, eft le dernier des tégumens communs. Cette partie qui eft fous la peau dans toute l'étendue du corps, fi on en excepte les paupieres, & quelques autres endroits peu étendus, eft compofée d'une infinité de petits facs ou lobules, qui tiennent les uns aux autres, & qui communiquent enfemble. Ces facs ou lobules fervent comme de réfervoir à la partie huileufe du fang, qu'on appelle graiffe. Cette matiere huileufe eft dépofée dans ces lobules par des vaiffeaux particuliers, qui partent de l'extrémité des arteres, & qui la féparent de la maffe du fang.

* HEISTER. *Comp. Anat.*

H

Suivant que ces lobules font plus ou moins remplis , on a plus ou moins d'embonpoint. C'eſt improprement qu'on dit , qu'une telle perſonne eſt bien en chair , pour dire qu'elle eſt graſſe. Car cet embonpoint n'augmente point du tout la chair ou les muſcles. Tel homme qui a le corps fort maigre , a d'auſſi beaux muſcles , & communément plus beaux & plus forts , que celui qui eſt très-gras.

La graiſſe ſe renouvelle , c'eſt-à-dire , qu'il y a des vaiſſeaux réſorbans qui en reportent dans le cours de la circulation , tandis que d'autres en apportent , & en dépoſent dans les ſacs deſtinés à la recevoir : ſans cela elle pouroit s'alterer. Il eſt ſi vrai que la graiſſe eſt repriſe par des vaiſſeaux réſorbans , qu'il ne s'en trouve preſque point dans ſes réſervoirs , après les longues diétes & les grandes maladies.

La graiſſe ne ſe trouve pas ſeulement ſous la peau immédiatement : il y en a encore dans les interſtices des muſcles , à l'épiploon , autour des reins , à la baſe du cœur , dans les orbites , &c. Mais elle eſt d'une qualité différente de celle de la membraneuſe adipeuſe.

L'ufage ordinaire de cette humeur huileufe, eft d'entretenir la foupleffe des parties, & d'en faciliter le mouvement ; de
défendre le corps contre le froid ; de le
rendre moins fenfible au choc & au frottement des corps extérieurs ; & de con-
tribuer à la beauté, en rempliffant la peau,
& en lui procurant par-là un dégré de ten-
fion convenable.

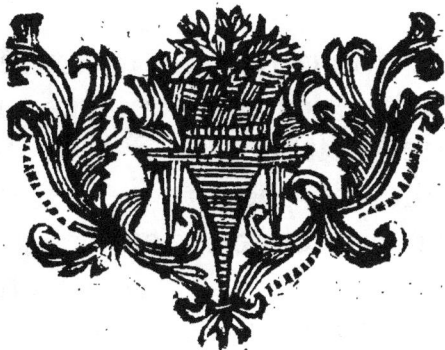

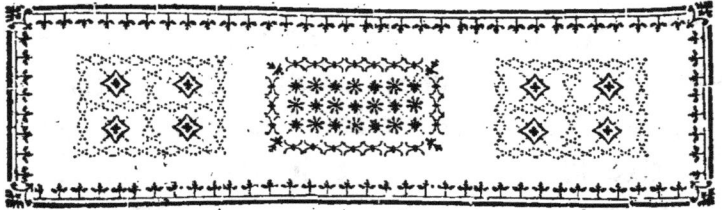

CHAPITRE III.

DES MUSCLES.

LES *Muscles* font des parties charnues , qui font mouvoir le corps. On
doit les regarder comme les vrais inftrumens de tous les mouvemens de la Machine.

Il faut diftinguer dans chaque Mufcle
en général , fon corps , & fes extrémités.
Le corps , que les Anatomiftes ont appellé ventre , eft compofé d'un nombre
prefque infini de paquets de fibres charnues de couleur rouge : c'eft ce que tout
le monde connoît fous le nom de chair.

Les extrémités renferment le même
nombre de parties que le corps ; mais
comme ces parties font beaucoup plus rapprochées & plus ferrées , elles forment des
corps blancs , roides , & durs , qu'on nom-

me tendons , & que le vulgaire connoît fous le nom de nerfs.

Celui des deux tendons , qui tient à une partie plus fixe , a été nommé la tête ; & celui qui eſt attaché à une partie plus mobile , ſe nomme la queue du Muſcle. Il arrive quelquefois que la partie qui eſt communément fixe , devient mobile , & que celle qui étoit mobile , devient fixe.

Le Muſcle eſt revêtu d'une membrane fine qui l'enveloppe , comme une gaine.

De la face interne de cette membrane , il part d'autres membranes qui traverſant le corps du muſcle , le féparent en plu-ſieurs paquets. Chacun de ces paquets eſt lui-même revêtu de ſa membrane qui en fait une eſpéce de Muſcle ; & de cette membrane il en part d'autres qui diviſent le faiſceau en pluſieurs autres plus petits. Ces diviſions & ſubdiviſions ſont pouſſées extrémement loin.

Leuwenhoeck , grand obſervateur en fait d'hiſtoire naturelle , croyoit avoir ap-perçu , au moyen du Microſcope , la der-niere diviſion du Muſcle , & connoître ce qu'on appelle la premiere fibre , ou une fi-bre ſimple , qui lui avoit paru cent fois plus petite qu'un cheveu ; mais il reconnut, & il avoua enfuite qu'il s'étoit trompé , & que ce qu'il avoit pris pour une fibre fimple , étoit un faifceau de fibres.

Il eft aifé d'appercevoir plufieurs faifceaux dans les Mufcles , en jettant les yeux fur un morceau de bœuf, ou fur une tranche de jambon coupée tranfverfalement.

Le Mufcle a des vaiffeaux fanguins , c'eft-à-dire, des arteres, & des veines ; des vaiffeaux lymphatiques ; & des nerfs. Ce font les vaiffeaux remplis de fang , qui lui donnent la couleur rouge : car fi par la macération, & par le moyen des injections, on vient à bout d'enlever tout le fang des vaiffeaux , les fibres charnues paroiffent alors de couleur blanche , qui eft là couleur naturelle de toutes les parties folides du corps.

Les Mufcles prennent différens noms , par rapport à la différente difpofition de leurs fibres , à leur fituation , & à leurs ufages. Dans les uns , les fibres font difpofées parallellement , fuivant la longueur du mufcle : dans d'autres , les fibres font obliques par rapport aux tendons : il y en a d'autres, où elles font rangées prefque comme les fils d'un peloton , &c. Mais ces distinctions & plusieurs autres, nous méneroient trop loin : c'est pourquoi nous ne nous y arrêterons pas.

Il ne faut point quitter l'article des Muscles , sans parler de leur usage qui fait une des plus grandes merveilles de la nature.

J'ai dit d'abord que les Muscles servent au mouvement : tout le monde l'éprouve , & personne ne sçait comment il met ces instrumens en œuvre.

Le Muscle est susceptible de plusieurs actions : il en a qui lui sont communes avec d'autres parties ; mais il en a une qui lui est propre.

S'il se trouve piqué ou irrité par quelque cause que ce soit , il entre dans un état de tension & de rigidité qu'il n'a pas dans son état naturel , & cela lui est commun avec les parties nerveuses , ligamenteuses,& membraneuses : on appelle cet état *action tonique.*

S'il souffre quelque distension, ou quelque compression , il tend à se rétablir par son ressort, comme tous les corps élastiques.

H iv

Mais outre ces deux actions, il y en a une autre qui, comme je l'ai dit, lui est propre, & qui paroît bien singuliere : c'est que sans avoir été piqué, ni irrité ; sans avoir été tiraillé ni distendu, il se racourcit, ou tend du moins à se racourcir, au commandement de la volonté. *

C'est cette action qu'on nomme *action musculaire*, & dont il faut donner une idée en peu de mots. Pour rendre la chose plus claire & plus sensible, nous prendrons un muscle ou deux pour éxemple.

Les os, comme je l'ai observé en son lieu, font articulés entre eux avec tant d'art, qu'ils peuvent, du moins la plûpart, être mus en différens sens : mais ils ne peuvent se mouvoir par eux-mêmes : ils font entiérement passifs dans tous les mouvemens du corps.

Les muscles font des espéces de cordes qui y font attachées, qui les tirent & les meuvent en se contractant, c'est-à-dire, en se racourcissant.

Tout le monde connoît le mouvement

* Quelques Muscles entrent en action indépendamment de la volonté : tels font le cœur, les Muscles de la respiration, &c.

de la machoire inférieure. Nous pouvons l'abaisser, & ensuite la relever, & l'appliquer fortement contre la machoire supérieure. L'action du Muscle *masseter*, qui est un des Muscles releveurs de la machoire inférieure, est très - sensible. Ce Muscle a une attache fixe à l'os de la pomette,& à l'os de la machoire supérieure aux environs de la pomette : il a son autre attache au bord inférieur & extérieur de la machoire inférieure. Quand nous voulons élever cette machoire & l'appliquer contre la machoire supérieure, nous commandons aux muscles releveurs d'entrer en action.

Le Masseter de chaque côté se contracte, c'est-à-dire, que sa partie charnue se gonfle, se tumefie, devient dure & se raccourcit ; & comme l'extrémité supérieure de ce Muscle est attachée à des parties fixes & immobiles, il faut que l'autre extrémité se rapproche de celle-ci, & entraîne avec elle la machoire inférieure qui est mobile, & qu'elle l'applique contre la machoire supérieure. Chacun peut sentir l'action de ce Muscle, en portant la main sur la joue entre la pomette & la machoire inférieure, dans le tems qu'il applique avec force la machoire inférieure contre la supérieure.

Quand nous voulons fléchir les doigts, les Muscles fléchisseurs, qui ont leurs attaches fixes à l'os du bras, & à ceux de l'avant-bras, & leurs attaches mobiles à l'extrémité intérieure des doigts, entrent en contraction, ils se raccourcissent, & alors le bout des doigts est attiré contre la paume de la main. Tous les autres Muscles agissent de la même maniere.

Mais par quel méchanisme le Muscle agit-il, où se contracte-t-il ? Jusqu'ici on n'a fait là-dessus que des hypothéses, & il est probable, qu'on n'aura jamais rien de plus satisfaisant sur cette matiere, non plus que sur une infinité d'autres points de Physique.

Plusieurs Auteurs ont entrepris d'expliquer le méchanisme de la contraction du Muscle, en supposant que chaque fibre musculaire forme comme une chaîne de vésicules extrêmement petites. Les nerfs qui se distribuent dans le Muscle, apportent des esprits animaux, qui, à notre volonté, remplissent ces vésicules, en augmentent le diamétre en largeur , & par-là les raccourciſſent, & par conſéquent rac-courciſſent toute la fibre , qui n'eſt com-poſée que de véſicules. Comme on ſup-poſe ces véſicules preſque infiniment peti-tes , il ne faut pas une grande quantité d'eſprits animaux pour les remplir.

Nous ne nous étendrons pas davantage ſur cette hypothéſe ingénieuſe , & nous ne parlerons pas de toutes les autres qui ont été faites ſur ce ſujet , & qui laiſſent toutes quelque choſe à déſirer.

Une choſe que nous ſçavons bien cer-tainement ſur cette matiere , c'eſt que les nerfs ſont abſolument néceſſaires pour l'a-ction des Muſcles : puiſque ſi on lie , ou ſi on coupe les nerfs qui ſe diſtribuent à un Muſcle , ce Muſcle tombe en paralyſie , c'eſt-à-dire , qu'il demeure ſans action.

La cauſe de la paralyſie d'une partie , n'eſt pas dans cette partie même , mais or-dinairement dans le nerf , ou bien dans le cerveau , & la moële de l'épine, où les nerfs prennent leur origine.

Si un nerf ſe trouve comprimé , ou que ſon canal ſe trouve obſtrué , c'eſt-à-dire bouché , de ſorte qu'il ne puiſſe porter les

efprits animaux du cerveau dans les Mufcles auxquels il fe diftribue , & les rapporter de ces mêmes parties mufculeufes au
cerveau , ces parties tombent dans l'inaction , & même dans l'infenfibilité. Non-
feulement la ligature des nerfs qui fe diftribuent aux Mufcles , mais encore la ligature des arteres, prive les parties de mouvement. Ainfi l'abord du fang eft néceffaire , finon comme caufe efficiente, du moins
comme condition effentielle , pour les mouvemens mufculaires.

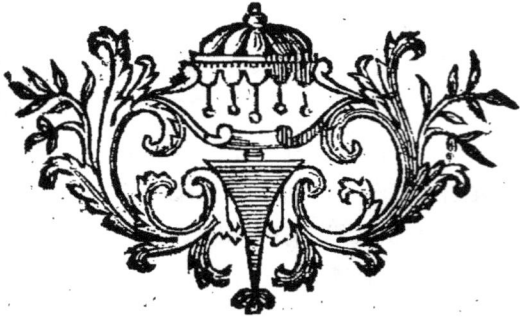

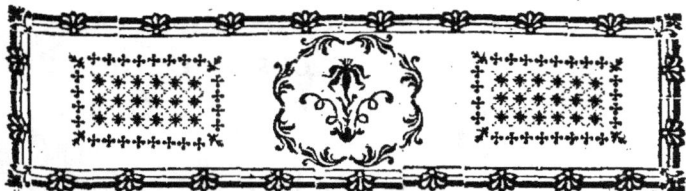

CHAPITRE IV.

DU BAS-VENTRE.

LE *Bas-ventre* s'étend depuis l'extrémité inférieure du ſternum, ou de
l'endroit qu'on nomme le creux de l'e-
ſtomach, juſqu'à la partie inférieure du
tronc.

On y diſtingue trois régions ; une ſupérieure ; une moyenne ; & une inférieure. La ſupérieure ſe nomme Region *Epigaſtrique* : elle commence au-deſſous du
ſternum, à l'endroit qu'on nomme la foſſette, & va juſqu'à deux doigts au-deſſus
de l'ombilic, où commence la Région
moyenne, nommée Région *Ombilicale*,
qui s'étend auſſi loin au-deſſous de l'ombilic, qu'au-deſſus. La troiſiéme, à laquelle
on a donné le nom de Région *Hypogaſtri-
que*, occupe le reſte de l'*Abdomen*, ou

du Bas - ventre , jusqu'à l'os pubis.

Chacune de ces Régions se distingue encore en trois parties, une qui occupe le milieu, & deux latérales.

La partie moyenne de la Région supérieure, se nomme *Epigastre* , & les latérales s'appellent les *Hypochondres* droit & gauche.

La partie qui occupe le milieu de la suivante , se nomme Région *Ombilicale proprement dite* * ; & celles qui sont aux deux côtés s'appellent *les Flancs*.

Enfin on donne le nom d'*Hypogastre* à la partie du milieu de la Région inférieure ; les côtés de cette Région se nomment *les Aines*.

La partie postérieure de l'Abdomen, porte le nom de Région *Lombaire*.

Ouvrons présentement le bas - ventre : jettons un coup d'œil sur les différentes parties qu'il contient , & voyons l'arran-

---

* Le petit bouton qu'on nomme l'Ombilic , ou le Nombril, est l'extrémité des vaisseaux qui font la communication entre la mere & l'enfant pendant la grossesse. Dès que l'enfant est venu au monde, on coupe ces vaisseaux après y avoir fait une ligature : leurs cavités s'effacent , & ils ne font plus qu'un cordon ligamenteux.

gement qu'elles gardent entre elles, a-
vant que de traiter de chaque viscere en
particulier.

Après avoir enlevé la peau, le corps
graiffeux, & les mufcles de l'Abdomen,
qui font au nombre de dix, cinq de chaque côté, on apperçoit le *Péritoine*, membrane qui enveloppe les visceres du bas-
ventre. Le Péritoine ouvert, la premiere
partie qui fe préfente, eft l'*Omentum*, ou
Epiploon, que le vulgaire appelle la toile
dans les animaux. Il eft flottant fur les inteftins, qui flottent eux-mêmes, en faifant un grand nombre de circonvolutions
dans toute la capacité du bas-ventre.

L'Eftomach occupe l'Epigaftre : fous
lui fe trouve le *Pancreas* : le *Foie* eft dans
l'Hypochondre droit, & la *Rate* dans le
gauche. Les *Reins* font vers le milieu de la
Région Lombaire, un de chaque côté, &
la *Veffie* eft dans l'Hypogaftre.

ARTICLE I.

Le Péritoine.

Le mot de *Péritoine*, fignifie, tendu au tour, ou enveloppe : c'eft une membrane fouple, affez forte, capable d'extenfion & de refferrement, qui revêt intérieurement toute la capacité du bas-ventre.

Plufieurs Auteurs l'ont regardé comme formé de deux lames membraneufes ; mais il n'y a dans fa compofition, qu'une membrane proprement dite, & par-deffus cette membrane, un tiffu celluleux. Ce tiffu celluleux fournit des productions qui fervent comme d'enveloppes à des vaiffeaux qui fortent de la capacité du bas-ventre ; tels que font les vaiffeaux cruraux, & ceux qui fortent par l'anneau des mufcles de l'abdomen. L'*Aorte* & la *Veine-cave*, font auffi recouvertes de la portion celluleufe du Péritoine.

La lame vraîment membraneufe, en s'enfonçant intérieurement, forme des efpéces de facs particuliers, qui enveloppent la plûpart des vifceres du bas-ventre :

c'eft

c'eſt ce que nous remarquerons en parlant de ces parties.

Le Péritoine eſt doux , liſſe & poli à ſa ſurface interne : il en tranſude continuellement , ſoit par des vaiſſeaux propres, ſoit par les pores, une humidité qui entretient la ſoupleſſe de cette enveloppe , & fait que tous les organes du bas-ventre peuvent être frottés contre elle en différens ſens par les ballotemens qu'ils éprouvent , ſans qu'il en naiſſe aucune incommodité. Cette humidité eſt repriſe par des vaiſſeaux abſorbans , & reportée dans le cours de la circulation.

Ce que nous venons de dire du Péritoine ſuffit pour faire entendre ſes uſages, qui ſont d'envelopper en général , & en particulier preſque tous les viſceres du basventre.

Le ſang lui eſt apporté principalement par des arteres qui viennent des *Mammaires*, des *Diaphragmatiques* , & des *Épigaſtriques* ; & il eſt reporté dans des veines de même nom. Ses nerfs lui viennent de la moële des vertebres des lombes , & de l'os ſacrum : il en reçoit auſſi du nerf Diaphragmatique.

I

ARTICLE II.

L'Epiploon.

L'Epiploon, qu'on nomme auffi l'*O-mentum* *, eft une double membrane par-femée de morceaux graiffeux dans toute fon étendue.

Cette membrane a des attaches à l'ef-tomach, à l'inteftin duodemun, à la rate & au colon. L'Epiploon flotte fur les in-teftins, defcendant dans quelques fujets un peu plus bas, dans d'autres un peu moins ; mais communément au-deffous de l'ombilic. Quelquefois il defcend jufqu'aux aînes, & paffe même par les anneaux des mufcles du bas-ventre dans les perfon-nes qui font fujettes aux hernies, ou def-centes.

J'ai dit que cette membrane étoit dou-ble : elle forme comme une efpéce de gi-beciere, dont le célébre M. *Winflow* a

---

* C'eft dans le porc, cette efpéce de toile graiffeufe dont on fe fert pour envelopper les fauciffes plattes.

Les Traiteurs étendent l'Epiploon fur les rognons des agneaux fufpendus devant leus boutiques.

fait voir l'ouverture, située sous le grand lobe du foie, auprès de la racine du lobule. On peut avec un tuyau recourbé, soufler de l'air dans l'Epiploon par cette ouverture.

Ses arteres lui viennent de la *Cœliaque* & des *Mesenteriques*. Ses veines vont se rendre dans des branches de la veine *Porte*.

L'usage de l'Epiploon n'est pas bien connu. Quelques Auteurs croient qu'il sert à entretenir la chaleur & la souplesse des intestins. D'autres pensent qu'il sert à la préparation de la bile. *Malpighy* a remarqué qu'en échauffant la partie qui tient lieu d'Epiploon dans les grenouilles, la graisse s'y résout en gouttelettes sphériques, qui vont se rendre dans la veine Porte.

ARTICLE III.

L'Estomach.

L'*Estomach*, autrement dit le *Ventricule*, est une poche membraneuse & musculeuse, qui approche de la figure d'une

I ij

cornemuse, située en travers à la partie supérieure du bas-ventre, un peu plus à gauche qu'à droite.

L'Estomach a deux orifices, dont l'un se nomme l'orifice gauche & supérieur, quoiqu'il ne soit guére plus haut que le droit ; (il reçoit l'extrémité de *l'œsopha-ge*) l'autre se nomme l'orifice droit & inférieur : on l'appelle aussi le *Pilore*, qui veut dire portier. Ces deux orifices sont plus élevés que le corps de l'Estomach. Les alimens entrent dans cette poche par le premier orifice, & après y être restés un tems suffisant pour recevoir le change-ment qu'ils doivent y éprouver, ils en sor-tent par le second, qui leur donne entrée dans le canal intestinal.

Le Ventricule est composé de quatre tuniques appliquées les unes sur les autres. L'extérieure est membraneuse : c'est une production du péritoine. La seconde est musculeuse, c'est-à-dire, composée de fi-bres charnues qui sont fort abondantes autour des orifices. La troisiéme se nom-me la tunique nerveuse & vasculaire ; & la quatriéme membrane veloutée.

Ces deux dernieres tuniques ont plus d'étendue que les deux autres : c'eſt ce qui formé les plis qu'on remarque à la partie intérieure du ventricule.

Quand on éxamine de près la tunique nerveuſe, on y apperçoit de petits grains glanduleux, qui ſervent à ſéparer de la maſſe du ſang, une humeur qui eſt portée par des vaiſſeaux excrétoires dans la cavité de l'eſtomach, pour ſervir à la digeſtion. Cette humeur ſe nomme *liqueur gaſtrique*, ou *ſuc ſtomachal*. Elle eſt à peu près de la nature de la ſalive.

Les arteres de l'eſtomach nommées arteres gaſtriques, lui viennent de la cœliaque, & ſes veines ſe rendent les unes dans la ſplénique, les autres immédiatement dans la veine porte. Ses nerfs lui viennent principalement de la huitiéme paire, ou *paire-vague*.

Ce que je viens de dire de la compoſition du ventricule, doit pareillement s'entendre de la compoſition des inteſtins & de l'œſophage, où l'on remarque quatre tuniques à peu près ſemblables à celles de l'eſtomach.

Avant que d'expofer les ufages de l'eftomach, il convient de parler de l'œfophage, des inteftins, du foie, & de quelques autres parties dont la digeftion dépend.

ARTICLE IV.

L'Œfophage.

L'Œfophage eft un canal membraneux & mufculeux, qui s'étend depuis le fond de la bouche jufqu'à l'orifice fupérieur de l'eftomach, dans lequel il conduit les alimens. Son principe, ou fa partie fupérieure, qui eft évafée en forme d'entonnoir, pour recevoir les alimens, fe nomme le *Pharynx*.

L'œfophage defcend le long du corps des vertebres jufqu'au-deffous du diaphragme, qui a une ouverture pour le laiffer paffer, & il s'abouche avec l'orifice gauche du ventricule vers la onziéme, ou douziéme vertebre du dos.

Le fang qui arrofe l'œfophage lui eft apporté par des arteres, dont les unes viennent des *Carotides* & de l'aorte, & les autres partent des *intercoftales*, & de la cœliaque. Le fang eft reporté par des veines qui fe rendent dans les jugulaires, & dans l'*Azygos*.

Ses nerfs viennent de la huitiéme paire, appellée *paire-vague*.

On trouve auffi à l'œfophage, quelques grains glanduleux qui féparent du fang une humeur propre à lubrifier ce canal, afin que les alimens y puiffent paffer fans peine.

ARTICLE V.

Les Inteftins.

Les *Inteftins* forment un canal qui a fix fois plus de longueur que le corps auquel ils appartiennent. Ce canal s'étend depuis l'orifice inférieur de l'eftomach, jufqu'à l'*Anus*, où il fe termine.

On comprend bien qu'étant d'une telle longueur, il doit faire un grand nombre de circonvolutions dans le bas-ventre.

Quoique les inteftins ne foient qu'un feul canal, on a donné différens noms à différentes portions de ce canal.

I iv

On diftingue les inteftins, 1º. en deux parties : la premiere qui eft la fupérieure fe nomme les *inteftins gréles*, parce que cette partie a moins de capacité ou de diametre, & moins d'épaiffeur dans fes tuniques, que l'autre qu'on appelle pour cela les *gros inteftins*.

Chacune de ces deux parties fe fubdivife en trois autres. Ainfi les inteftins gréles font au nombre de trois ; fçavoir, le *Duodenum*, le *Jejunum*, & l'*Ileum*.

Le *Duodenum*, ainfi nommé parce qu'il a environ douze pouces de longueur, eft cette portion des inteftins, qui commence au pilore, & fe termine où commence l'inteftin appellé *Jejunum*. On nomme celui-ci de la forte, parce qu'on prétend qu'il eft communément moins rempli de matiere que les autres inteftins. Le troifiéme ou l'*Ileum*, qui a plus d'étendue lui feul, que les deux précédens, a reçu fon nom du lieu qu'il occupe, c'eftà-dire, qu'il eft en partie proche les os des Iles.

Les gros boyaux font le *Cæcum*, le *Colon*, & le *Rectum*.

Le *Cœcum* n'eſt proprement qu'une poche du Colon d'environ quatre doigts de profondeur, & d'autant de largeur. C'eſt une eſpéce de cul-de-ſac, qui a extérieurement une appendice appellée *Appendice vermiforme.*

Le Cœcum eſt auprès de l'os des Iles du côté droit : c'eſt-là que commence le *Colon*, qui remonte enſuite le long du rein droit auquel il s'attache, auſſi-bien qu'à la partie cave du foie, & à l'eſtomach, en paſſant du côté gauche. Il va s'attacher pareillement à la rate & au rein gauche, & deſcend vers l'os ſacrum : c'eſt-là que commence le Rectum, ainſi nommé à cauſe de ſa direction.

Il régne tout le long du Colon, trois bandes ligamenteuſes, qui étant un peu moins longues que les deux tuniques inté rieures, font faire à ces tuniques des plis conſidérables.

L'Anus qui termine l'inteſtin *Rectum*, a des muſcles dont quelques-uns ſervent à le relever après la déjection ; il y en a un circulaire à l'extrémité, qui eſt deſtiné à le refermer : on lui a donné le nom de

sphincter de l'anus, qui veut dire conſtri-
cteur.

Les inteſtins gréles ſont placés au milieu & en devant : les gros inteſtins occupent les côtés & les parties ſupérieures &
inférieures du bas-ventre.

Le Canal inteſtinal eſt compoſé de quatre tuniques, comme je l'ai déja obſervé.
Les deux intérieures ayant plus de longueur
que les autres, font des plis qu'on a appellé
valvules conniventes.

Quelques Auteurs ont regardé ces plis
comme étant deſtinés à retarder le mouvement des matieres qui doivent parcourir les inteſtins, afin que le chyle ait le
tems de ſe ſéparer de ce qui doit être re-
jetté.

D'autres obſervant que ces valvules ſe
couchent naturellement du côté inférieur,
prétendent qu'elles ne forment point un
obſtacle à la deſcente des matieres, mais
qu'elles ſont faites pour en empêcher le
retour vers la partie ſupérieure du canal.

Il eſt probable que ces plis ont les deux
uſages en même-tems : car quoiqu'ils ſe

portent vers la partie inférieure , il fuffit
que cela forme des inégalités dans le canal , pour que la matiere qui doit le parcourir , trouve toujours un peu plus de
réſiſtance à ſon mouvement progreſſif.
Mais comme ces plis , ou ces eſpéces de
valvules , ſe couchent plus aiſément en ſe
portant vers la partie inférieure , il s'en-
ſuit que par leur diſpoſition , elles s'oppoſent au retour des matieres.

   Outre ces plis , il y a une Valvule plus
conſidérable ; c'eſt celle qu'on nomme la
Valvule du Colon. Elle eſt formée par les
membranes intérieures du canal , qui rentrent fort en dedans , à l'endroit où l'inteſtin Ileum ſe joint au Colon. Cette eſpéce de Valvule qui laiſſe paſſer les matieres fœcales des inteſtins gréles dans les
gros , empêche que ces mêmes matieres
ne reviennent de ceux-ci dans ceux-là.
On croit que les lavemens ne remontent
pas dans les petits inteſtins à cauſe de cette
Valvule.

   Je ne dirai rien de l'Appendice vermiforme du Cœcum , dont l'uſage n'eſt pas
bien connu. Les oiſeaux ont deux de ces
appendices au lieu d'une.

On remarque dans les membranes du canal inteſtinal, un grand nombre de petites Glandes : il y en a moins dans les gros inteſtins, mais elles ont plus de volumes. Celles de l'inteſtin Duodenum, s'appellent *Glandes miliaires*, parce qu'elles reſſemblent à des grains de millet. Les Glandes du Jejunum & de l'Ileum ſe trouvent ramaſſées pluſieurs enſemble : & on leur donne le nom de *Fragiformes*, parce qu'elles forment par leur réunion, comme de petites fraiſes. Celles des gros inteſtins, ſe nomment *Glandes lenticulaires*, à cauſe de leur figure qui repréſente preſque une lentille.

Ces Glandes ſéparent une humeur, nommée *Humeur inteſtinale*, qui ſe décharge dans la cavité du canal, pour diſſoudre les matieres, les rendre plus coulantes, & pour lubrifier la ſurface intérieure des inteſtins. Les glandes des gros boyaux ſéparent une humeur plus épaiſſe, qui s'attache aux parois du canal, pour les munir contre l'âcreté des matieres, qui ſans cela, pouroit cauſer de grandes douleurs ; d'autant qu'elles ne font plus alors mêlées avec le chyle propre à les adoucir.

Malgré cette humeur vifqueufe qui défend les membranes , nous fommes encore expofés à des douleurs très-aiguës, excitées par les matieres irritantes qui picotent quelquefois les inteftins. Ces douleurs fe nomment *Coliques* , parce qu'elles ont fouvent leur fiége dans l'inteftin Colon.

Les Coliques peuvent encore venir d'autres caufes. Il y en a qui font produites par l'air qui diftend trop les parois du canal inteftinal : c'eft ce qu'on nomme *Coliques venteufes.*

Les *Arteres* des inteftins viennent de la Cœliaque : le tronc de celles des inteftins gréles , fe nomme *Artere mefenterique fupérieure* ; & le tronc des Arteres qui fe diftribuent aux gros inteftins , s'appelle *Mefenterique inférieure.*

Les *Veines méfentériques* qui rapportent le fang des inteftins , vont fe rendre à la Veine Porte. Celles de l'inteftin Rectum s'appellent *Hœmorrhoïdales.* On les diftingue en internes & en externes. Les pre-

mieres font des branches de la Méfentérique inférieure. Les externes fe rendent
dans d'autres veines. Quand le fang trouve quelque obftacle à fon retour, foit par
la foibleffe des vaiffeaux, foit à caufe des
obftructions du foie, &c. il s'amaffe dans
ces veines, les diftend & forme ce qu'on
nomme *Hœmorrhoïdes*, qui veut dire écoulement de fang : ce nom vient de ce qu'il
arrive quelquefois que ces veines fe crè-
vent, & laiffent échapper le fang.

La huitiéme paire de Nerfs fournit aux
inteftins comme aux autres parties du bas-
ventre.

J'aurai lieu de parler de l'ufage des inteftins dans la fuite.

ARTICLE VI.

Le Méfentere.

Méfentere veut dire proprement, qui
eft entre les inteftins. C'eft une production du Péritoine, formée de deux lames
membraneufes, qui embraffent le canal
inteftinal dans leur duplicature, & qui fe
réuniffent en s'appliquant l'une fur l'autre,

& s'attachent aux vertebres des lombes.

Les inteftins, dans les différentes circonvolutions qu'ils font , forment une grande
quantité d'arcs : le Méfentere régne en
forme de fraife le long de la partie cave de
ces arcs. Auffi eft - il connu dans le veau
fous le nom de fraife. Ce qui régne le long
des inteftins gréles fe nomme Méfentere
proprement dit , & on donne le nom de
Méfocolon à la partie qui eft le long du
colon. Les vaiffeaux fanguins , & les nerfs
du Méfentere dépendent des mêmes troncs
que ceux des inteftins.

On remarque dans l'étendue du Méfentere plufieurs glandes , qui font comme
des entrepôts de la lymphe & du chyle :
cela fera obfervé plus particuliérement en
fon lieu.

Le Méfentere eft deftiné à affujettir les
inteftins , pour empêcher qu'ils ne s'entor-
tillent les uns dans les autres.

L'idée qu'on a vulgairement de la Colique appellée *miferere* , comme d'une maladie qui vient de ce que les inteftins fe
font noués , eft dépourvue de fondement.
Il eft impoffible que les inteftins fe nouent

dans aucun endroit. La maniere dont le canal inteftinal eft attaché au Méfenrere, ne lé permet pas.

Quand il arrive qu'une perfonne, dans la Cólique du Miferere, rend les excrémens par la bouche; cela vient d'un refferrement convulfif de quelque endroit du canal, qui empêche les matieres de fuivre la route ordinaire. Cela arrive auffi quelquefois par l'étranglement de l'inteftin, en conféquence d'une Hernie.

La *Hernie*, ou *Defcente* eft la fortie d'une partie d'inteftin, ou de l'épiploon, hors de la capacité du bas-ventre.

Les vaiffeaux cruraux, ou de la cuiffe fortent du bas-ventre par une ouverture qu'on appelle l'Arcade. Il peut fe faire qu'à l'occafion de quelque effort, les inteftins fe trouvent comprimés, & qu'une portion s'échappe par cette ouverture; furtout fi les parties qui doivent les retenir, font foibles & relâchées. Il y a encore de chaque côté une ouverture deftinée à laiffer paffer d'autres vaiffeaux: cette ouverture s'appelle *l'Anneau des mufcles du bas-ventre.*

Si

Si une portion d'inteſtin, ou de l'épi-ploon, vient à s'y inſinuer, cela forme une Deſcente qu'on nomme *Hernie inguinale*, parce qu'elle arrive à la région de l'aîne; comme l'autre s'appelle *Hernie crurale*, parce qu'elle ſe fait le long de la cuiſſe.

Article VII.

Le Pancreas.

Le *Pancreas* eſt une de ces Glandes qu'on a nommé *Glandes Conglomerées*, qui veut dire compoſées d'un grand nombre de petites glandes ramaſſées les unes auprès des autres.

Il eſt ſitué derriere le fonds de l'eſtomach, vers la premiere vertebre des lombes, repréſentant par ſa figure la langue d'un chien, dont la pointe s'étend du côté de la rate, & l'autre extrémité vers le Duodenum.

Il a huit à dix doigts de long, ſur deux ou trois de large, & environ un doigt d'é-paiſſeur.

Le Pancréas eſt d'une couleur jaunâtre, tirant ſur le rouge, recouvert d'une mem-

brane qui eſt une production du tiſſu cellulaire du Péritoine.

Ses principales arteres ſont des branches de la *ſplénique*, & ſes veines vont ſe
rendre dans la veine du même nom. Ses
nerfs lui ſont fournis par l'*intercoſtal*.

Il faut conſiderer ſa ſubſtance comme
un aſſemblage de pluſieurs petites glandes, dans leſquelles il ſe ſépare une liqueur, qu'on appelle *ſuc pancréatique*.

Il part de chaque grain glanduleux,
un petit vaiſſeau excrétoire qui contient
l'humeur qui a été ſéparée. Pluſieurs de
ces petits conduits ſe joignent pour en
former de plus gros, qui ſe réuniſſent en
ſuite eux-mêmes pour n'en former qu'un
ſeul, qu'on nomme *canal pancréatique*.
Ce Canal va percer les parois de l'inteſtin
Duodenum, où il décharge l'humeur pancréatique deſtinée à perfectionner la digeſtion.

Le ſuc pancréatique ne différe pas beaucoup de l'humeur ſalivale, par ſa couleur,
ſa conſiſtance, & ſa nature.

Article VIII.

Le Foye.

Le Foye eſt un viſcere d'un volume conſidérable, de couleur rougeâtre, convexe dans ſa partie ſupérieure & an érieu-re qui répond à la voute des côtes & du diaphragme; d'une ſurface inégale à ſa partie poſtérieure ; ſitué principalement dans l'hypochondre droit , ſous les fauſſes cô-tes ; mais s'étendant auſſi dans la Région Epigaſtrique , où il déborde ſur l'eſto-mach. Il eſt recouvert d'une produ&ion du Péritoine qui fournit des ligamens, par le moyen deſquels il eſt attaché aux fauſſes côtes , au diaphragme , à l'extré-mité inférieure du ſternum , & à l'ombilic auquel il tient auſſi par la veine ombilica-le, qui eſt canal dans le fœtus , mais ſimple ligament dans l'adulte.

On remarque a la partie poſtérieure du Foye, une grande ſciſſure qui le fait di-ſtinguer en deux lobes. Le grand lobe eſt dans l'hypochondre droit ; la partie qui recouvre l'eſtomach, ſe nomme le pe-tit lobe , ou lobule. Les troncs des vaiſ-

seaux qui se répandent dans le Foye s'insinuent par la scissure dont je viens de
parler : la production du péritoine qui recouvre le Foye, les accompagne en forme
de gaine, à laquelle on donne le nom de
capsule de Glisson *.

Tout le monde connoît la consistance
de la substance du Foye **. Les Anciens
regardoient ce viscere comme destiné particuliérement à travailler, & à perfectionner
le sang. Les découvertes qu'on a faites en
Anatomie, nous ont appris que cette opinion n'étoit point fondée. Le Foye sert à
séparer la bile de la masse du sang.

Le sang est apporté au Foye par des
vaisseaux artériels & veineux : c'est-à-dire,
par l'artere *hépatique*, & par la veine-
porte qui est formée de la réunion des veines qui viennent de la plus grande partie
des visceres du bas-ventre.

Le sang de l'artere hépatique est apparemment destiné à la nourriture de ce viscere. La veine porte fournit le sang duquel la
bile se sépare. La veine-porte fait fonction

* GLISSON est l'Anatomiste qui l'a décrite.
** C'est à peu près comme celle du Foye dans les Co-
chons.

d'artere & de veine; c'eſt-a-dire, qu'elle ap-
porte le ſang au Foye, & après avoir fourni la bile, elle reporte le ſang qu'elle a apporté, & celui même de l'artere hépatique,
dans la veine cave.

Les nerfs du Foye ſont des branches de
l'intercoſtal, & de la paire vague.

La bile ſéparée de la maſſe du ſang dans
toute la ſubſtance du Foye, par un méchaniſme dont il ſera traité ailleurs, eſt
portée hors de cet organe par de petits
vaiſſeaux excrétoires qu'on nomme *pores*
biliaires. Ces canaux ſe réuniſſant pluſieurs
enſemble, en forment de plus conſidérables, qui par leurs concours ſe terminent en un canal qu'on appelle *conduit*
hépatique : ce canal va s'unir avec un
autre conduit qui vient de la véſicule du
fiel.

ARTICLE IX.

La Véſicule du fiel.

La *Véſicule du fiel* eſt un petit ſac membraneux, de la figure d'une poire, attaché à la partie poſtérieure & preſque inférieure du grand lobe du foye.

On y diftingue trois tuniques : l'extérieure eft une production du Péritoine ; on remarque dans la feconde des fibres mufculeufes : l'intérieure qu'on appelle la *tunique nerveufe*, forme quelques lacunes à la furface interne de la Véficule, doù il paroît fortir une humeur vifqueufe, qui fert à munir l'intérieur de cette poche membraneufe, & à la défendre contre l'âcreté de la bile.

Le fang eft apporté à la Véficule par de petites arteres nommées *arteres cyftiques*, qui font des branches de l'artere hépatique.

Les veines de même nom reportent le fang dans la cave. Ses nerfs viennent des mêmes troncs que ceux du foye.

Il part de la Véficule un canal qui n'eft que la continuation de fon col rétréci. Ce canal connu fous le nom de *conduit cyftique*, qui veut dire, *conduit de la véficule*, s'unit après un petit trajet avec le canal hépatique, pour former un conduit commun, qu'on appelle *canal choledoque* *. Ce canal va porter la bile dans le

* *Choledoque* veut dire conduit de la bile.

Duodenum qu'il perce auprès de l'embouchure du canal pancréatique, quelquefois même avec ce dernier conduit.

Le canal choledoque perce d'abord la tunique extérieure de l'inteſtin, & après avoir un peu rampé entre cette tunique & la ſuivante, il perce celle-ci, il traverſe de même les tuniques intérieures ; de façon que la bile entre bien dans l'inteſtin par ce conduit, mais ne peut y revenir.

La Bile.

La *Bile* eſt une liqueur graſſe, jaunâtre, amere, ſavoneuſe, qui a la faculté de fondre les reſines. On en tire par le moyen du feu du *ſel alkali*, des parties huileuſes ou ſulfureuſes, avec une certaine quantité d'eau.

C'eſt une eſpéce de ſavon liquide propre à amortir les aigres, à atténuer, diviſer & fondre les parties graſſes & viſqueuſes des alimens ſur leſquelles les ſucs de l'eſtomach & des inteſtins n'ont point une action ſuffiſante. Elle ſert auſſi à exciter le mouvement *periſtaltique* des inteſtins.

K iv

On conçoit par ce qui a été dit, qu'il y a deux fortes de bile ; l'une qui vient du foye , par le canal hépatique ; & l'autre qui vient de la véficule par le conduit cyftique : elles ne différent point effentiellement. Celle qui vient du foye eft plus liquide, plus tenue, plus douce. Celle que fournit la véficule, a plus de confiftance , plus d'amertume , plus d'activité ; elle eft d'un jaune plus foncé.

La fource de la bile hépatique eft reconnue de tout le monde : cette bile fe fépare de la maffe du fang dans la fubftance du foye. On n'eft pas également d'accord fur l'origine de la bile cyftique. Il y a des Anatomiftes qui prétendent qu'elle fe fépare dans la fubftance du foye, & qu'enfuite par des vaiffeaux particuliers, elle eft portée du foye dans la véficule.

D'autres veulent qu'elle fe fépare du fang par des vaiffeaux fécrétoires qui font dans la véficule même. Suivant quelques Auteurs , elle vient à la véficule par le canal cyftique : c'eft-à-dire , que la bile hépatique , après s'être rendue dans le canal choledoque, ne pouvant dans certains momens, entrer dans les inteftins, elle reflue par le canal cyftique dans la véficule. Enfin il y a des perfonnes qui croient que la bile peut venir à la véficule par ces trois voies.

Nous ne nous arrêterons point à difcuter les raifons fur lefquelles ces différentes opinions font appuyées, ni à en établir une à l'exclufion des autres. De quelque fource que vienne la bile cyftique, il eft certain que la véficule du fiel eft comme un réfervoir, où la bile féjourne, & s'épaiffit en féjournant. Quand l'eftomach eft rempli, il comprime cette véficule, & parlà en exprime une certaine quantité de bile qui coule dans le canal inteftinal, où les alimens vont fe rendre, & recevoir le dernier dégré d'élaboration pour faire un vrai chyle. Dans les efforts qu'on fait pour vomir, la véficule fe trouve comprimée, & fe vuide alors d'une grande partie de la bile qu'elle contient.

Quelquefois la bile s'épaiffit & fe durcit dans la véficule, au point de former des efpéces de petites pierres. Si ces pierres viennent à entrer dans le canal cyſtique, elles y cauſent une diſtenſion douleureuſe : c'eſt ce qu'on nomme *Colique hépatique*, ou micux *Colique cyſtique*.

Quand le foye eſt obſtrué, c'eſt-à-dire, que les vaiſſeaux qui devroient filtrer la bile, ſe trouvent comprimés, ou embarraſ-ſés & bouchés par une humeur trop épaiſſe, la bile reſte dans la maſſe du ſang, & elle communique à toute l'habitude du corps ſa couleur naturelle. C'eſt cet état qu'on appelle *ictere*, ou *jauniſſe*.

ARTICLE X.

La Rate.

La *Rate* eſt une partie mollaſſe, d'une couleur rougeâtre, ayant cinq à ſix doigts de longueur, & à peu près la moitié de largeur, ſituée dans l'hypochondre gau-che, entre l'eſtomach & les fauſſes côtes.

La partie qui regarde les côtes, eſt convexe, & celle qui eſt tournée du côté du ventricule eſt concave. Elle eſt recou-verte d'une membrane par le moyen de laquelle elle tient à toutes les parties voi-ſines.

Elle reçoit le fang par une artere nom-
née *fplénique* *, qui vient de la cœliaque.
Une veine à laquelle on donne le même
nom, en reporte le fang dans la veine-porte.

Ses nerfs lui viennent d'un plexus appellé *plexus fplenique* : ce plexus eft formé
par des branches du nerf intercoftal, & de
la huitiéme paire de nerfs appellée la *paire*
vague.

Les ufages de la Rate ne font pas bien
connus. Il eft probable que le fang reçoit
dans ce vifcere quelque changement qui
fert à la préparation de la bile : car de ce
que nous ne connoiffons pas bien l'ufage
de cette partie, il ne faut pas en conclure
qu'elle foit inutile : l'Auteur de la Nature
qui ne fait rien en vain, lui a fans doute
affigné quelque fonction, comme à tous les
autres organes. Il eft vrai qu'on a vu vivre
des animaux auxquels on avoit arraché la
Rate ; mais leur fanté en fouffroit.

La Rate eft d'une fubftance qui la rend
fufceptible d'un gonflement confidérable.
Quand on court elle fe gonfle fouvent au
point de caufer de la douleur : cela peut

Splen en Grec, veut dire *Rate.*

venir de ce que le fang chaffé plus fortement qu'à l'ordinaire , des cuiffes & des
jambes , par la contraction des mufcles,
fe porte en plus grande quantité dans cette
partie qui lui fait peu de réfiftance.

C'eft apparemment cette douleur qu'on
reffent à la Rate en courant, qui a donné
lieu à l'opinion du peuple , qui s'imagine
que les Coureurs n'ont point de rate : d'où
vient le proverbe : *Il court comme un Dé-
raté.* Mais la véritable raifon qui fait que
les Coureurs courent mieux que les autres,
c'eft qu'ils en ont contracté l'habitude par
l'éxercice.

ARTICLE. XI.

Les Capfules atrabilaires , les Reins , &
les Ureteres.

Avant que de commencer ce qui regarde les Reins , il faut dire un mot de deux
autres glandes que M. *Winflow* a fort bien
nommé *Glandes furrenales* , parce que chacune d'elle tient à la partie fupérieure du
Rein.

Ces Glandes que l'on a auffi appellées
Reins fuccenturiaux , & connues des An-

ciens fous le nom de *Capfules atrabilaires*, parce qu'ils avoient cru qu'elles fé-
paroient ce qu'ils nommoient l'humeur a-
trabilaire, font deux corps applatis, d'une
figure irréguliere, qui approche de la triangulaire. Elles égalent prefque les reins en
groffeurdans le fœtus, mais elles ne croiffent
pas dans la fuite à proportion des autres
parties : elles font d'une fubftance affez
mollaffe, recouverte d'un tiffu cellulaire.

Les arteres des glandes furrenales viennent des arteres voifines, quelquefois de
l'aorte immédiatement. Leurs veines fe
rendent pareillement dans les veines voifines : les nerfs font des branches de l'intercoftal.

L'ufage de ces parties n'eft pas bien
connu. Peut-être qu'une partie du fang,
qui dans l'adulte, eft porté aux reins pour
fournir la matiere de l'urine, fe porte aux
glandes furrenales dans le fœtus, en qui
la fécrétion de l'urine doit être peu abondante.

Les Reins font au nombre de deux, fitués l'un à droite, & l'autre à gauche,
dans la région lombaire, entre la derniere fauffe côte, & l'os des iles, le long des

vertebres. Chaque Rein repréfente à peu près la figure d'une féve qu'on nomme *haricot* *, dont la concavité regarde l'aorte, & la veine cave inférieure, qui defcendent le long des vertebres. Ils font hors de la poche du péritoine ; recouverts en devant, du tiffu cellulaire de cette poche, de beaucoup de graiffe, & outre cela, d'une membrane compofée de deux lames, qui fert de gaine aux vaiffeaux qui fe diftribuent dans leur fubftance.

Ces vaiffeaux font une artere & une veine pour chaque Rein. L'artere vient de l'aorte, & la veine fe rend dans la veine cave. Le plexus rénal fournit des nerfs qui accompagnent les vaiffeaux fanguins.

On peut diftinguer dans le Rein, qui eft d'un tiffu affez ferme, trois fortes de fubftance ; une extérieure qu'on appelle *glanduleufe* ou *corticale* ; une moyenne qui eft *vafculeufe* ou *tubuleufe* ; & une troifiéme ou intérieure qui eft *membraneufe.* Il faut regarder la fubftance corticale comme deftinée à filtrer, ou féparer l'urine de la maffe du fang que les arteres y apportent.

* Les Reins dans l'homme font affez femblables à ceux des moutons, quant à la figure.

L'urine féparée du fang à l'extrémité des
arteres capillaires, entre dans la fubftance vafculeufe, qu'on doit confiderer comme
compofée d'une infinité de petits tubes ou
canaux cylindriques, qui en allant de l'ex-
érieur à l'intérieur du Rein , fe réuniffent plufieurs enfemble , & fe terminent
enfin en dix ou douze mammelons , d'où
l'urine tombe dans autant d'efpéces de pavillons d'entonnoir qui les embraffent. Ces
efpéces d'entonnoirs font de la fubftance
membraneufe : ils fe réuniffent eux-mêmes
tous enfemble pour ne former qu'une cavité qu'on nomme le *baffinet des reins*. De
ce baffinet , l'urine prend la route d'un
canal membraneux qui en part. C'eft ce
conduit , ou canal , qui fort de la partie
cave du Rein , un peu au-deffous des vaiffeaux fanguins, qu'on nomme *uretere*.

Les *Ureteres* font chacun de la groffeur
d'une plume à écrire : ils vont en fe courbant un peu, fe rendre à la partie poftérieure , & prefque inférieure de la veffie ,
à quelque diftance l'un de l'autre. Ils s'in-
ferent dans la veffie en rampant entre fes
tuniques , à peu près comme le conduit
de la bile s'infere dans l'inteftin Duodé-

num ; de maniere que l'urine peut bien paſſer dans la veſſie, mais ne peut en reſſortir par les mêmes canaux. L'air même ne peut pas entrer de la veſſie dans les ureteres ; puiſqu'en ſouflant dans une veſſie, elle s'enfle & reſte enflée, quand on en a lié le col : ce qui n'arriveroit pas, ſi l'air pouvoit paſſer dans les ureteres.

ARTICLE XII.

La Veſſie.

La *Veſſie*, comme tout le monde ſçait, eſt un ſac membraneux, qui reſſemble aſſez à une bouteille dont le fond eſt en haut & le col en bas, ſituée dans le baſſin, entre l'inteſtin rectum, & l'os pubis. Sans parler d'une production du péritoine qui recouvre le fond de la Veſſie, on y diſtingue trois tuniques ; une externe qui a des fibres charnues, ou muſculeuſes ; une moyenne, qu'on nomme la tunique nerveuſe ; la troiſiéme, ou interne, paroît veloutée, preſque comme celle des inteſtins. Les ureteres ont le même nombre de tuniques.

Le

Le col de la Veffie, auquel eft continu un canal qu'on nomme *l'Urethre*, par où nous rendons l'urine, eft à fon extrémité entouré circulairement de fibres charnues qui forment un mufcle conftricteur connu fous le nom de *fphincter* de la veffie. Ce mufcle conftricteur en fermant le col de la veffie empêche la fortie de l'urine : fans cela elle s'échapperoit goutte à goutte de la veffie, à mefure qu'elle y aborderoit par les ureteres.

L'Urine.

On conçoit aifément, par ce que nous venons de dire, que les reins font comme deux filtres, deftinés à féparer du fang une férofité faline, qui en furchargeroit, & en altéreroit la maffe, fi elle y reftoit mêlée.

Tant que l'urine eft en petite quantité dans la veffie, elle y refte fans exciter aucune fenfation ; mais lorfqu'elle s'y eft amaffée en une certaine quantité, alors fon volume en diftendant la veffie, & fa falure en la picotant prefque dans tous les points de fa furface intérieure, deviennent un aiguillon qui avertit d'uriner, & qui

L

excite le refferrement de la veffie. Non-
feulement les fibres mufculeufes de la veffie en fe contractant, refferrent fa capacité ; mais les mufcles abdominaux, qui
couvrent tout le bas - ventre antérieurement & latéralement, venant par un effet
de notre volonté à entrer en contraction,
fe raccourciffent, applatiffent le bas - ventre , compriment tous les vifceres qui y
font contenus , & la veffie par conféquent,
& ajoûtent une force nouvelle à celle de la
veffie : ces deux forces réunies compriment l'urine de façon, que ce liquide fur-
monte la réfiftance du fphincter qui s'ouvre & lui donne iffue par l'urethre.

On eft obligé de fe décharger de l'u-
rine plus ou moins fouvent , fuivant que
l'urine eft plus ou moins abondante , plus
ou moins âcre ; & que la veffie eft plus ou
moins fenfible , & plus ou moins grande.
Quand l'urine eft fort piquante, une petite quantité fuffit pour faire fur la veffie
une impreffion qui nous preffe d'uriner :
de même fi la veffie eft dans un état in-
flammatoire , & par-là extrémement fenfible , il ne faudra que très-peu d'urine
pour faire fur elle une irritation vive , qui

nous détermine à chaffer ce liquide.

Tout le monde connoît la confiftance de l'urine. Sa couleur doit être d'un jaune de paille, ou citronée. Si on la garde quelque tems dans un vaiffeau, après l'avoir rendue, elle dépofe au fond du vafe une matiere tartareufe, qui contient principalement de la terre & du fel. On apperçoit de plus dans le milieu de l'urine quelque chofe de fibreux, de couleur blanchâtre ; & à la furface une efpéce de nuage de matiere graffe & huileufe. Ainfi l'urine n'eft pas de l'eau pure, mais une férofité chargée de parties terreufes, falines, fibreufes & huileufes.

L'urine ne fe rend pas toujours de la même couleur & de la même confiftance. Plus la férofité eft chargée des autres parties, plus l'urine a de confiftance, & de couleur.

La variété dans les urines dépend de la nature, & de la quantité des alimens, tant folides que liquides : elle vient auffi de l'état des vaiffeaux urinaires, c'eft-à-dire des vaiffeaux qui féparent l'urine de la maffe du fang, & qui la conduifent dans le baffinet & dans les ureteres. S'i arrive, par éxemple, que ces vaiffeaux fe trouvent retrécis, en conféquence d'une inflammation au bas-ventre, ou d'une colique néphrétique ; alors à raifon de la diminution de leur diamétre, ils ne laiffront paffer que la partie la plus tenue du fang qui s'y préfentera, & les urines feront claires & limpides comme de l'eau. Si au contraire, les vaiffeaux urinaires ont beaucoup de diametre ; ils laifferont paffer avec la férofité une plus grande quantité de parties terreufes, falines & fulfureufes, & les urines feront plus chargées, ou plus épaiffes & plus hautes en couleur.

Si malheureufement par un vice de conformation, les vaiffeaux urinaires font d'un tiffu lâche & mollaffe, ils admettront beaucoup de parties groffieres, qu'ils n'auront pas toujours la force de chaffer. Ces parties, foit graveleufes, foit glaireufes, s'amafferont dans les cenduits, y cauferont des diftenfions douloureufes, connues fous le nom de *Colique néphrétique*. Cette maladie a fon fiége, tantôt dans le rein même, tantôt dans les ureteres, fuivant que les graviers s'arrêtent dans les pavillons du baffinet, dans le baffinet, ou dans les ureteres. Quand les ureteres conduifent fouvent des graviers dans la veffie, ces parties pierreufes peuvent s'unir enfemble & former ce qu'on nomme la calcul ou la pierre de la veffie.

Comme on a obfervé qu'en bûvant d'un vin léger, ou de quelque eau minérale acidule, on rendoit promptement par les urines, le liquide qu'on avoit pris ; on a prétendu qu'une partie de l'urine étoit portée à la veffie par une autre voie que par celle de la circulation ; c'eft-à-dire, qu'elle s'y rendoit par des vaiffeaux particuliers, qui alloient immédiatement de l'eftomach, ou du réfervoir de *Pecquet* à la veffie : ou bien que l'eftomach laiffoit tranfuder dans le bas-ventre, à travers fes membranes, la matiere de l'urine qui étoit enfuite repompée par les vaiffeaux de la furface extérieure de la veffie. Mais les expériences réitérées qu'on a faite fur des animaux, détruifent entiérement cette opinion.

Si on ouvre le bas-ventre à un chien, qu'on exprime fa veffie, qu'on lui lie les arteres *émulgentes*, ou *renales*, & qu'enfuite , après lui avoir recoufu le ventre , on lui faffe boire d'un liquide , quelque diuretique * qu'il foit ; l'eftomach & le réfervoir lombaire s'empliffent , fans qu'il paffe une goutte d'urine dans la veffie , comme il eft aifé de s'en affûrer , en ouvrant l'animal de nouveau. On tire de-là une preuve convainquante , que toute l'urine eft portée aux reins par les arteres qui y conduifent le fang.

Le vin & les autres liqueurs que l'on rend en partie par les urines , ne fe rendent pas auffi-tôt après les premiers coups qu'on a bus , mais au bout de quelque tems ; & elles continuent enfuite de couler , fi on continue de boire. En faifant réflexion que les alimens qui doivent paffer dans le fang , ne féjournent dans l'eftomach & les inteftins qu'autant de tems qu'il en faut pour acquérir un dégré de fluidité qui les rende propres à enfiler les vaiffeaux lactés , on concevra fans peine , que les liqueurs dont nous venons de parler , paffent bien-tôt dans le cours du fang , & font préfentées en partie aux couloirs

---

* Diuretique , veut dire propre à exciter l'écoulement de l'urine.

de l'urine un grand nombre de fois en peu de tems, vû la vitesse avec laquelle le sang est continuellement envoyé du cœur dans tout le corps : il ne faut donc pas s'étonner que ces liqueurs légeres passent vîte par les urines.

ARTICLE XIII.

De la Digestion.

Nous allons présentement parler de la digestion que nous avons cru devoir placer après l'exposition de toutes les parties du bas-ventre, parce que la plûpart des visceres de l'abdomen contribuent à cette fonction.

On entend par digestion, le changement que les alimens éprouvent pour être convertis en chyle. Ce changement s'opere dans la bouche, dans l'estomach, & dans les intestins gréles. C'est ici le lieu de parler des parties qui font dans la bouche.

La *Bouche*, que tout le monde connoît en général, est cette cavité comprise entre les deux machoires, bornée anté-

L iv

rieurement & fur les côtés par les lévres,
les dents & les joues, & fe terminant poftérieurement au gofier.

Les lévres & les joues font formées de
graiffes & de mufcles, recouverts de la
peau, qui devient une membrane fine,
lice, de couleur vermeille, à l'entrée de
la bouche, dont elle tapiffe tout l'intérieur.

Outre cette membrane, l'intérieur de
la bouche eft garni d'une fubftance fpongieufe, rougeâtre. C'eft ce qui forme les
gencives, qui, comme tout le monde
fçait, fervent à affermir les dents dans
leurs alvéoles. Cette même fubftance qui
recouvre le palais, fe termine en une efpéce de voile tombant fur la bafe de la
langue, lorfqu'il n'eft point retenu par fes
mufcles. On nomme cette partie, *voile
palatin* ou *cloifon du palais*. La *Luette*,
qui eft un petit morceau cylindrique,
reffemblant au bout du doigt d'un enfant, eft fufpendue au milieu de cette
cloifon.

La *Langue*, dont la forme eft affez connue, eft compofée de plufieurs mufcles, qui
la rendent propre à toutes fortes de mouve-

mens, pour l'articulation de la voix, & pour ramaſſer les alimens, & les pouſſer dans le *Pharynx*. Sa partie ſupérieure eſt parſemée de mammelons qui ſont l'organe du goût.

Elle eſt recouverte de la membrane qui garnit tout l'intérieur de la bouche. Cette enveloppe fait, à ſa partie inférieure vers la baſe, un replis qu'on nomme le frein de la langue.

Poſtérieurement au voile du palais & à la racine de la langue, il y a un grand ſac charnu, qu'on peut appeller l'arriere-bouche : il eſt connu ſous le nom de *pharynx*, c'eſt le goſier. Il forme avec le canal de l'œſophage, qui lui eſt continu, une eſpéce d'entonnoir deſtiné à conduire les alimens dans l'eſtomach.

La bouche communique avec ſix cavités qui en ſont fort diſtinguées ; ſupérieurement avec les narines par les ouvertures naſales ; latéralement avec les oreilles, par les *trompes d'Euſtache* ; inférieurement avec les poûmons par le moyen du *larynx* & de la trachée artere ; & avec l'eſtomach par le moyen de l'œſophage.

L'arriere-bouche eſt lubrifiée par une

humeur qui fe fépare dans des glandes fituées vers fon entrée , une de chaque côté. On a nommé ces glandes *amygdales*, parce qu'elles approchent de la figure d'une amande.

Quand ces glandes fe trouvent gonflées par la lymphe qui s'y embarraffe , elles caufent de la difficulté d'avaler ; c'eft ce qu'on nomme *fauffe efquinancie*. La vraie efquinancie, qui eft une maladie très-aiguë, eft une inflammation du pharynx , ou du larynx , ou de l'un & de l'autre à la fois.

La bouche proprement dite eft arrofée par une grande quantité de falive. Cette humeur vient des glandes *parotides* * , fituées auprès des oreilles , fous l'os de la pomette ; des glandes maxillaires , fituées à la face interne de l'angle de la machoire inférieure ; des glandes fublinguales qui font à la racine de la langue ; des glandes palatines qui font à la voûte du palais. Toutes ces glandes , & plufieurs autres moins confidérables , verfent dans la bouche l'humeur de la falive , par des canaux particuliers.

---

* *Parotides* en Grec, veut dire auprès des oreilles.

La *Salive*, comme toutes les autres humeurs, a des différences dans différentes perfonnes ; mais en général, c'eft une humeur limpide, fans goût & fans odeur dans les perfonnes bien conftituées, ce qui prouve qu'elle contient très-peu de parties falines & fulfureufes. Elle en contient cependant, puifqu'elle a comme le favon, la propriété d'enlever quelques taches. Les fels n'y font pas fenfibles, parce qu'ils font étendus dans une trop grande quantité d'eau. L'ufage de la falive eft d'humeêter & de lubrifier la bouche ; de délayer, détremper, & diffoudre les parties intégrantes des alimens.

De la Faim, & de la Soif.

Tant de mouvemens divers qui s'éxécutent dans notre machine, doivent néceffairement y caufer une grande diffipation de parties ; & notre corps fe détruiroit bien-tôt, fi les pertes qu'il fait ne fe réparoient. C'eft pourquoi l'Auteur de la Nature lui a donné des organes propres à travailler les fucs qui font néceffaires à fa confer-

vation ; & il a voulu que nous fuffions á-
vertis du befoin que nous avons de faire
de nouveaux fucs, par les fenfations auxquelles nous donnons les noms de *faim* &
de *foif*.

Les affaires qui occupent les hommes ,
les paffions qui les entraînent & les détour-
nent fouvent des chofes les plus effentielles, auroient pu leur faire oublier la néceffité de prendre des alimens. La faim &
la foif , fans qu'il nous en coûte la moindre réfléxion , nous avertiffent non - feulement du befoin que nous avons de prendre de la nourriture , mais encore du tems
auquel il faut la prendre , & de la quantité
qui nous eft néceffaire.

La *faim* eft un fentiment que tout le
monde connoît mieux qu'il n'eft aifé de le
définir. C'eft une efpéce de chatouillement
dans l'eftomach , qui nous fait défirer les
alimens folides.

La *foif* eft une impreffion faite dans
l'œfophage , ou dans le gofier , qui
nous porte à prendre des alimens liquides.
Ceux-ci font néceffaires pour amollir ,
détremper & diffoudre les premiers ; pour

rendre le sang fluide & coulant ; & pour procurer la souplesse à toutes les parties du corps.

J'ai dit, en parlant de l'estomach, qu'il y a des glandes où se sépare une liqueur qu'on nomme *suc gastrique*, ou *humeur stomachale*. Quand cette humeur ne trouve point dans l'estomach de matiere sur laquelle elle puisse éxercer son action, elle fait sur les membranes de l'estomach, cette impression qui cause la faim.

La soif, qui est un sentiment mêlé de chaleur, de sécheresse & d'une légere irritation dans le gosier & l'œsophage, vient du défaut de la sérosité qui est nécessaire pour abreuver ces parties.

De la Mastication, & de la Déglutition.

Les alimens, comme il a été observé, doivent recevoir une préparation dans la bouche avant que de descendre dans l'estomach ; & cette préparation est l'effet de la mastication.

Chaque machoire est bordée d'une rangée de dents entre lesquelles nous portons les alimens solides. La machoire inférieu-

re qui est mobile, s'abaiſſe & ſe reléve ſucceſſivement au moyen des muſcles qui lui
ſont propres. Les dents de l'une & l'autre
machoire s'appliquent fortement les unes
contre les autres. Les alimens ſont d'a-
bord coupés & tranchés en pluſieurs morceaux. La langue d'une part, & les muſcles des joues de l'autre, repouſſent ces
mêmes alimens ſous les dents, juſqu'à ce
qu'ils ſoient parfaitement diviſés & comme
moulus.

Pendant ce tems, les glandes ſalivales
qui ſont légérement irritées ou ſtimulées
par les parties ſalines des alimens, & qui
ſe trouvent doucement comprimées par la
contraction des muſcles de la machoire inférieure, ſe reſſerrent, & verſent dans la
bouche une quantité ſuffiſante de ſalive
pour délayer & détremper les alimens, &
par-là, en former une pâte que la langue
ramaſſe en une eſpéce de bol, & qu'elle
porte vers ſa racine en s'élevant & s'appliquant contre le palais.

Mais pour que les alimens tant ſolides
que liquides puiſſent être pouſſés dans
l'ouverture du pharynx, ſans s'échapper d'aucun autre côté ; il faut que tou-

tes les autres ouvertures qui communiquent avec la bouche, se trouvent fermées, tandis que le pharynx s'ouvre &
se dilate pour recevoir ces alimens. C'est
ce qui se fait de la maniere que nous allons
expliquer.

La trachée artere qui conduit l'air aux
poûmons, est placée devant l'œsophage ; il
faut donc que son ouverture supérieure se
bouche: cela arrive par l'abaissement de l'E-
piglotte *. Les alimens qui sont poussés de
devant en arriere, contraignent ce cartilage
en passant par-dessus, à s'abaisser & à s'appliquer sur l'ouverture de la glotte : pendant ce même tems le voile du palais est
tiré en arriere par le moyen de ses muscles, & s'appliquant contre la premiere
vertebre du col, il ferme les ouvertures nasales & celles des trompes d'Eustache.

Ce n'est pas tout. Le larynx, qui dans
l'état ordinaire, comprime le canal membraneux de l'œsophage, est porté dans ce
moment en haut & en devant, par des

* L'épiglotte est un petit cartilage, attaché à la partie
antérieure du larynx, qui est libre sur les côtés & a sa
partie postérieure.

mufcles deftinés à cet ufage , & par-là contribue à ouvrir le pharynx qui lui eft attaché. Les alimens y entrent : ils doivent
donc prendre alors la route du canal de
l'œfophage , & defcendre dans l'eftomach,
tant par leur propre poids , que par l'action des fibres mufculeufes de l'œfophage ,
qui fe refferrent fucceffivement en allant
de haut en bas , & forcent les alimens de
defcendre dans ce fac membraneux , où ils
doivent éprouver un changement bien plus
confidérable que dans la bouche.

J'ai dit que l'action des fibres de l'œfophage chaffe les alimens vers l'eftomach.
Les perfonnes qui boivent tandis qu'-
elles ont la tête en bas & les pieds en
haut , en fourniffent une preuve , puifqu'on ne peut pas dire que dans ce cas , les
alimens foient portés à l'eftomach par leur
poids.

Quand on confidere avec quelque attention la ftructure , l'arrangement & le
rapport des différentes parties dont nous
venons de parler , on y découvre un art fi
profond & fi admirable , qu'il eft aifé d'en
conclure que ce ne peut être que l'ouvrage
d'une fageffe infinie.

Il

Il faut que les narines & les poûmons aient une communication avec la bouche pour la parole & la refpiration : cependant, fi la moindre parcelle de nourriture vient à entrer dans la trachée artere, elle eft capable de caufer une toux violente & des plus importunes, comme nous l'éprouvons quelquefois. On dit alors qu'on a avalé de travers : la mort fuivroit même de près, fi une portion d'aliment entroit dans la trachée artere, & coupoit la refpiration en bouchant ce canal.

Si le voile du palais ne s'appliquoit contre les ouvertures nafales, nous ne pourrions rien avaler ; tout ce que nous prendrions par la bouche, nous reviendroit par le nez : quand cela arrive en bûvant, on dit qu'on fait du *vin de Nazareth.*

On a vu des enfans mourir quelques jours après leur naiffance, parce que malheureufement cette partie leur manquoit. Ceux en qui le bord du voile palatin fe trouve un peu rongé, n'avalent qu'avec beaucoup de peine. La même main qui a tendu la cloifon du palais, pour fermer dans le befoin l'embouchure des ouvertu-

M

res nasales, a placé l'épiglotte au haut de
la trachée artere, & lui a donné une structure & une disposition propres à fermer la
glotte & à en interdire l'entrée aux alimens.

Les alimens broyés, imbibés & préparés dans la bouche, descendent donc dans
l'estomach par le canal de l'œsophage,
pour recevoir de nouveaux changemens.
Tant que ces matieres ne sont pas parve-
nues à un certain point de dissolution, &
qu'elles ne sont pas encore bien mêlées
avec les sucs de l'estomach, elles conservent une qualité capable de faire quelque
irritation sur les fibres du ventricule, qui
occasionne le resserrement de ses orifices.

Là les alimens se trouvent enfermés,
ballottés, agités, tant par l'action alternative des muscles du bas-ventre & du diaphragme, que par un léger mouvement de
l'estomach même. Cette agitation des alimens, fait que toutes leurs parties se trouvent successivement exposées à l'action de
l'humeur stomachale, qui pénétre, divise
& attenue chaque molécule.

A mesure que les particules des alimens
sont plus imbibées & macérées, elles for-

ment moins d'obstacle au débandement
de l'air enfermé dans leurs pores. D'ailleurs cet air se trouvant échauffé, & par la
chaleur de l'estomach même, & par celle
des visceres qui l'avoisinent, se rarefie,
& par une espéce d'explosion, il écarte,
agite, brise, dissout les parties qu'il rencontre; & cela avec d'autant plus d'action,
qu'il se trouve enfermé & resserré dans la
cavité du ventricule : c'est de-là que vient
le gonflement qu'on sent quelquefois à la
région de l'estomach dans le tems de la
digestion. On doit comprendre par ce que
nous venons de dire, que la chaleur contribue à la digestion, & que c'est une im-
prudence de le déboutonner & d'exposer
le ventre à l'air froid après le repas.

Les alimens, après une, deux, ou trois
heures de séjour dans l'estomach, suivant
qu'ils sont plus ou moins faciles à digérer,
& que l'estomach & les sucs digestifs ont
plus ou moins de force & de vertu, se
trouvent convertis en une matiere grisâ-
tre, qu'on a appellé *Chymus*, terme pris
des Grecs, qui veut dire suc. On commence déja à y appercevoir quelques parties blanches, ou chyleuses, mais en pe-

tite quantité. Ce qu'il y a de plus liquide &
de plus travaillé, paſſe peu à peu dans l'inteſtin duodenum, par le pylore dont les
fibres ſe relâchent. Les molécules les plus
groſſieres, & les plus compactes, & par
conféquent les plus peſantes, reſtent au
fond de l'eſtomach, juſqu'à ce qu'elles
aient été aſſez diviſées, & qu'elles aient
acquis un dégré de ténuité & de fluidité
qui les mette en état de prendre auſſi la
route de l'orifice inférieur de l'eſtomach,
& de paſſer dans les inteſtins. C'eſt-là que
les alimens changent abſolument de nature. La bile & le ſuc pancréatique qui y abor-
dent par les conduits qui leur ſont propres;
l'humeur inteſtinale qui dégoutte de toute
la ſurface interne des inteſtins, par une infinité de petits vaiſſeaux excrétoires deſtinés à cet uſage, ſe mêlent avec les alimens qui viennent de l'eſtomach : ils
achevent de les délayer & de les diſſoudre.

Il en réſulte deux matieres bien différentes par leur nature, & par leur deſti-
nation.

L'une compoſée des parties liquides,
& de quelqes parties ſolides des alimens

extrèmement divifées, & mêlées avec les différentes humeurs du corps, dont il a déja été fait mention, c'eft-à-dire avec la falive, le fuc ftomachal, l'humeur inteftinale, la bile & le fuc pancréatique, forme une liqueur blanche & douce comme du lait, connue fous le nom de *chyle.* Elle prend la route des vaiffeaux lactés, qui la conduifent dans le cours du fang, où elle devient fang elle-même, & fert à nous nourir & à réparer nos pertes.

L'autre qui eft comme le marc des alimens, dont le fuc eft extrait, c'eft-à-dire, cette partie craffe, qu'on nomme *matiere fœcale,* fuit le canal des inteftins pour être rejettée par l'anus, comme je l'expliquerai dans la fuite : car le méchanifme de la déjection ne peut s'entendre parfaitement, qu'après l'explication du mouvement de la refpiration.

Mais ce qu'on peut entendre ici, & ce qui mérite d'être remarqué, c'eft la ftructure des inteftins. Ce canal eft d'une longueur qui furpaffe cinq à fix fois celle du corps. Il forme une infinité de circonvolutions, en fe portant de droite à gauche, de gauche à droite, de bas en

haut, de haut en bas. Les tuniques intérieures qui font plus longues que les extérieures, font de diſtance en diſtance des
replis, qu'on nomme *valvules conniventes*.

Tout cela eſt-eſt encore l'effet d'une in-
intelligence qui paroît toujours plus admirable à meſure qu'on y fait plus d'attention.

Si les inteſtins euſſent été moins longs ;
que leur direction eût été droite de haut
en bas ; & que leur ſurface intérieure eût
été unie, les alimens ſeroient parvenus en
un inſtant de l'eſtomach à l'extrémité inférieure des inteſtins : tout le chyle n'auroit point eu le tems d'être travaillé & de
ſe ſéparer des matieres craſſes ; & le corps
auroit été privé d'une partie de la nourriture qui lui eſt néceſſaire pour ſubſiſter.
Mais la longueur, les circonvolutions des
inteſtins, l'inégalité de leur ſurface interne, donnent lieu à un plus long ſéjour des
matieres alimenteuſes dans ce canal, à leur
ſéparation d'avec les matieres fœcales, &
le corps reçoit une quantité de ſuc nourricier proportionnée à ſes beſoins.

La digeſtion ſe fait plus ou moins aiſément, ſelon le tempérament, l'âge, le

séxe, la force, l'éxercice, les passions,
&c. Dans les uns elle est longue & laborieu-
se ; dans d'autres elle est prompte & facile.
Chacun doit mesurer la quantité des alimens qu'il prend , & en régler la qualité
sur les forces de son estomach, & sur l'é-
nergie , ou l'efficacité des sucs digestifs.
L'expérience est un grand maître en cette matiere , comme en une infinité d'autres. Mais la raison seule nous dicte , que
quiconque prend des alimens au-dessus de
ses forces , ne peut jamais faire qu'un chyle mal travaillé , trop épais , & capable de
fournir un sang de même qualité , & par
conséquent peu propre à entretenir la san-
té & la bonne constitution du corps. C'est
aussi ce qui s'oppose souvent à son rétá-
blissement dans la convalescence. On s'i-
magine avancer beaucoup en mangeant
considérablement , & reprendre des forces à proportion des alimens : mais l'estomach qui est encore , comme toutes les
autres parties, dans un état de foiblesse,
se trouve surchargé par le poids des alimens dont on l'accable : les digestions
sont imparfaites : le sang & toutes les humeurs participent de la mauvaise qualité

du chyle, & on reste dans la langueur ;
si même on ne retombe pas dans un état
pire que le premier. Au lieu qu'en ne pre-
nant que la moitié de ces alimens, on les
digéreroit parfaitement, ils se converti-
roient en nourriture, & les forces se réta-
bliroient en peu de tems & d'une maniere
solide. Car ce n'est pas ce qu'on mange
qui nourrit, mais seulement ce qu'on di-
gere.

Cours du Chyle.

Il s'agit présentement de suivre le Chyle, & de voir comment il est porté dans le
cours du sang.

Il part des intestins, principalement du
Jejunum & de l'Ileum, un grand nombre
de petits vaisseaux, qu'on nomme *Veines
lactées*. Ces vaisseaux rampent entre la
duplicature, ou les deux membranes du
mésentere, & vont porter le Chyle dans
les glandes qui se trouvent dipersées en
différens endroits de cette espéce de fraise.

Le Chyle est repris de ces glandes par
d'autres vaisseaux lactés, un peu plus gros,
mais moins nombreux que les premiers,

qui le portent dans un réservoir commun, situé sur la premiere vertebre des lombes, auprès de l'aorte, connu sous le nom de *réservoir lombaire*, ou de *réservoir de Pecquet*, du nom de l'Auteur qui en a donné la description. *Asellius* a fait parfaitement connoître les veines lactées vers le commencement du 17e. siécle.

Plusieurs vaisseaux lymphatiques viennent se rendre aux glandes du mésentere, & au réservoir lombaire, où ils rapportent la lymphe des extrémités inférieures & des visceres du bas-ventre.

Le Chyle par le mélange de cette lymphe, acquiert une température & une qualité qui le rendent plus propre à se mêler avec le sang sans y causer de trouble. D'ailleurs ce mélange rend le chyle plus liquide, plus coulant, & plus propre à monter contre son propre poids par le *Canal thorachique*.

Ce Canal qu'on a nommé *Thorachique*, parce qu'il monte dans le Thorax ou la poitrine, prend son origine à la partie supérieure du réservoir de *Pecquet*, d'où il monte à côté de l'aorte, sur le corps des

vertebres du dos, étant recouvert de la
plévre. Il est quelquefois divisé en deux
branches; mais elles se réunissent toujours
en un tronc, qui reçoit la lymphe rapportée
des parties supérieures. Il va s'ouvrir dans
la veine soûclaviere gauche, après avoir
un peu rampé entre les tuniques de cette
veine. La soûclaviere se rend dans la veine-
cave, qui porte le sang au ventricule droit
du cœur.

Il est à propos d'expliquer comment le
chyle peut enfiler & parcourir les vaisseaux
lactés dont le diamétre surpasse à peine celui d'un cheveu, & monter ensuite dans
le Canal thorachique contre son poids.

Plusieurs causes concourent à lui faire
prendre & suivre cette route. Le mouvement péristaltique des intestins, la pres-
sion alternative des muscles du bas-ventre
& du diaphragme, le battement des arteres mésenteriques & de l'aorte même,
le mouvement de la poitrine dans la respiration; toutes ces causes réunies, obli-
gent le chyle de passer de la cavité des intestins dans les vaisseaux lactés, & de se
rendre dans la veine soûclaviere; d'autant

plus fûrement, qu'il y a dans les veines lactées , & dans le canal thorachique , des
valvules membraneufes, qui par leur difpofition naturelle permettent au chyle
d'avancer & de fe porter vers la foûcla-
viere , mais qui s'oppofent à fon retour.
Pour fuivre la route du chyle , il faut avoir
occafion d'ouvrir quelques perfonnes mor-
tes fubitement , peu de tems après qu'elles
ont mangé. On apperçoit alors les vaiffeaux
dont je viens de parler , qui font d'une
couleur blanche , & qui verfent une humeur laiteufe lorfqu'on les ouvre. On a la
fatisfaction de voir parfaitement les vaiffeaux lactés , quand on veut, dans les qua-
drupédes ; parce qu'on peut les ouvrir une
heure ou deux , après qu'on leur a fait
prendre des alimens. Ces vaiffeaux ne fe
trouvent pas dans les volatils. Le chyle eft
abforbé par les veines méferaïques dans ces
animaux.

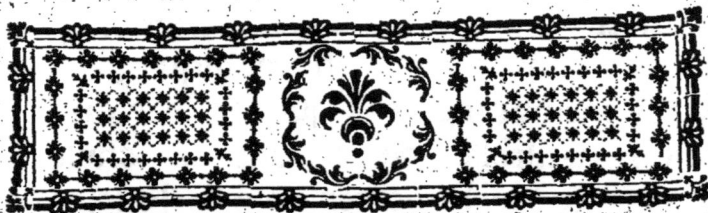

CHAPITRE V.

DE LA POITRINE.

LA *Poitrine* eſt cette portion du tronc qui s'étend depuis les clavicules, ou la partie inférieure du col, juſqu'au diaphragme. C'eſt dans la poitrine que ſe trouvent renfermés les organes vitaux, qui ſont le cœur & les poûmons. C'eſt de là que partent toutes les arteres ; & c'eſt-là que viennent aboutir toutes les veines. Le canal de l'œſophage & la trachée artere y ſont auſſi contenus.

La Poitrine, outre les tégumens communs à tout le corps, eſt défendue par les côtes & par les vertebres du dos, qui ſont recouvertes d'un grand nombre de muſcles.

Les intervalles qui ſe trouvent entre les

côtes, sont remplis par des muscles, qui se nomment pour cela intercostaux.

ARTICLE I.

La Plèvre.

Les côtes & les muscles intercostaux sont garnis intérieurement d'une membrane à laquelle on a donné le nom de *Plèvre*. Cette membrane parvenue de chaque côté aux vertebres se porte en devant vers le sternum auquel elle va s'attacher, de sorte qu'elle sépare la poitrine en deux cavités, dont l'une est à droite & l'autre à gauche. Chacune de ces cavités contient un poûmon qui s'y trouve enfermé comme dans une espéce de vessie.

La cloison que forment ces deux vessies en s'adossant l'une contre l'autre dans le milieu de la poitrine, se nomme le *Média-stin*. A la partie inférieure de la poitrine, ces deux lames du médiastin sont écartées pour faire place au cœur, comme elles le sont à la partie supérieure pour loger le *Thymus*.

La Plévre reçoit des arteres, principalement des intercoftales, & fes veines fe rendent dans les veines de même nom. Ses nerfs lui viennent de la moële des vertebres du dos. Son ufage eft de former à la poitrine un tapis lice & doux, auquel les poûmons peuvent toucher fans danger. Cette membrane eft d'une grande fenfibilité, & c'eft de cette fenfibilité que viennent les douleurs vives & aiguës qu'on refsent dans la *pleuréfie*, qui eft une inflammation de la plévre.

Le Médiaftin en féparant la poitrine en deux cavités diftinctes, nous procure de grands avantages, & obvie à des accidents confidérables, qui fans cela arriveroient dans certains cas. Il empêche qu'un poûmon ne comprime l'autre, lorfque nous fommes couchés fur le côté, & par conféquent il contribue à entretenir la liberté de la refpiration, qui fe trouve gênée à la moindre compreffion des poûmons.

S'il arrive qu'on reçoive dans un des côtés de la poitrine un coup d'épée, ou de quelque autre inftrument qui pénétre dans la cavité, le poûmon de ce côté cefse de faire fon office, parce que l'air extérieur qui pénétre par l'ouverture, & péfe fur cet organe, l'empêche de fe dilater : mais l'autre poûmon qui eft féparé par le Médiaftin, reçoit & renvoie l'air librement, & la refpiration continue de s'éxercer.

ARTICLE II.

Le Thymus.

Le *Thymus*, dont l'ufage n'eft pas encore bien connu, eft un corps glanduleux, d'une figure oblongue, plus gros dans le fœtus & dans les petits enfans que dans les adultes, fitué à la partie fupérieure de la poitrine, entre les deux lames du Médiaftin. Dans les premieres années il n'eft pas contenu entiérement dans la poitrine, il déborde fur l'extrémité fupérieure du fternum. Dans les vieillards il eft prefque effacé. C'eft ce qu'on nomme le *ris* dans les veaux.

ARTICLE III.

La Diaphragme.

La Poitrine eſt ſéparée du bas-ventre par une cloiſon charnue & membraneuſe qu'on nomme le *Diaphragme*. La plus grande portion de cette cloiſon eſt charnue ou muſculeuſe. La portion membraneuſe qui occupe le centre, eſt formée de fibres tendineuſes recouvertes, comme le reſte, par l'addoſſement de la plévre & du péritoine, qui revêtent les deux cavités dont le Diaphragme fait la ſéparation.

Le Diaphragme eſt attaché en devant au ſternum ; ſur les côtés aux dernieres des vraies côtes & à toutes les fauſſes ; & poſtérieurement aux vertebres des lombes, où il ſe ſépare en deux parties.

Il ne fait pas un plan éxaſt dans le milieu du tronc; il forme une eſpéce de voûte inclinée de devant en arriere. Les principales arteres qui ſe diſtribuent au Diaphragme, lui viennent de l'aorte, & ſes veines vont ſe rendre dans la veine-cave.

Ses

Ses principaux nerfs partent des paires cervicales.

Il eſt percé à droite pour donner paſſage à la veine-cave inférieure, & à gauche pour laiſſer paſſer l'œſophage. L'aorte deſcend entre les deux portions de cette cloiſon, qui s'attachent aux vertebres des lombes.

Le Diaphragme ſert à ſéparer la poitrine du bas-ventre, comme nous l'avons dit : mais il a encore bien d'autres uſages qui ſont d'une grande importance dans l'œconomie animale. Il eſt un des grands agents de la reſpiration. Il ſe contracte, & ſe relâche alternativement. En ſe contractant, ſa convéxité qui eſt tournée vers la poitrine, diſparoît : il s'aplanit, & par là donne plus de longueur à la poitrine & en augmente la capacité : c'eſt dans ce moment que l'air entre dans les poûmons par le mouvement que nous nommons inſpiration. Après cette contraction, le Diaphragme ſe relâche & reprend ſa figure convéxe du côté de la poitrine, & alors la poitrine diminue de capacité ; l'air eſt chaſſé des poûmons par un mouvement contraire au premier ; c'eſt-à-dire, par l'expiration.

N

C'eſt en partie à l'aide du Diaphragme que nous rejettons les matieres fœcales, & que nous rendons l'urine.

La toux, l'éternuement, le hoquet, le vomiſſement, la parole, le chant, les cris, les ris, les baillemens, les ſoupirs, ne peuvent ſe faire ſans le ſecours du diaphragme. Cette preſſion douce, que tous les viſceres du bas-ventre éprouvent à l'occaſion de ſon mouvement, y facilite le cours du ſang & de la lymphe ; contribue aux ſécrétions & excrétions des différentes humeurs qui s'y filtrent. Elle ſert à faire entrer le chyle dans les vaiſſeaux lactés. Elle aide le mouvement progreſſif de cette humeur laiteuſe, à travers les glandes du méſentere, & facilite ſon élévation par le canal thorachique.

Que d'uſages pour une ſeule partie ! Il ſeroit trop long d'expliquer le méchaniſme de tous ces mouvemens.

ARTICLE IV.

La Trachée artere.

Il faut confidérer dans la *Trachée artere*, fa partie fupérieure & fon corps.

On a donné à la partie fupérieure de la trachée artere, le nom de *Larynx*, qui eft compofé de cinq cartilages. Celui qui en fait la bafe, forme un cercle, & fe nomme le cartilage *cricoïde*, terme Grec qui fignifie annulaire. Celui qui fait à la partie antérieure du col une éminence qu'on appelle la *Pomme d'Adam*, plus remarquable dans les hommes que dans les perfonnes de l'autre fexe, a reçu le nom de *Thyroïde*, ou *Scutiforme*, à caufe de fa figure qui approche de celle d'un bouclier. Les deux qui font placés latéralement, fe nomment *cartilages arytenoïdes*, terme Grec qui fignifie, faits en forme de biberon, ou de burette, parce que ces deux cartilages forment par leur concours l'ouverture de la glotte qui reffemble affez à celle de certaines burettes. Enfin le cinquiéme cartilage qui eft attaché à la partie fupérieure du Thyroïde, s'appelle *Épiglotte*, parce qu'il fert à fermer l'ouverture de la glotte, lorfque les alimens paffent par-deffus.

Il fe rencontre aux environs de ces cartilages plufieurs glandes qui féparent une humeur propre à les humecter & à les lubrifier. La plus confidérable couvre en devant, & embraffe en forme de croiffant, le haut de la trachée artere, & les cartilages cricoïde & thyroïde. Ce dernier cartilage lui a fait donner le nom de *Glande thyroïde*.

Ces cartilages ont des mufcles qui font deftinés à les écarter & à les refferrer, à les élever & à les abaiffer, fuivant les circonftances.

Nous avons déja dit que le larynx s'élevoit & s'abaiffoit dans différens inftans de la déglutition : cela arrive auffi dans le chant. Le plan de cet ouvrage ne nous permet pas d'entrer dans un plus long détail fur cette matiere.

La Glotte eft revêtue intérieurement d'une membrane fort fine qui eft arrofée, comme les cartilages, & entretenue dans la foupleffe , par l'humeur qui fe filtre dans les glandes voifines.

Le corps de la Trachée artere * , eft un canal en partie cartilagineux , & en partie membraneux , qui s'étend depuis le larynx , jufqu'à la quatriéme , ou la cinme vertebre du dos , où il fe divife en deux branches appellées *les bronches*. Chacune des bronches entre dans un poûmon. Il y a une vintaine de cartilages dans cette étendue , pofés les uns au-deffus des autres , fans fe toucher. L'efpace qui eft entre deux cartilages , eft rempli par une membrane ligamenteufe. Chaque cartilage eft d'une figure annulaire , mais ne forme point un cercle entier. La partie poftérieure du canal eft purement membraneufe. L'intérieur de la trachée artere eft muni de plufieurs fibres mufculeufes , dont les unes ont une direction longitudinale de haut en bas , & les autres ont une direction circulaire , ou tranfverfale : de forte que par la contraction , ou le relâchement de ces fibres charnues , la trachée artere peut fe raccourcir & s'allonger , fe rétrécir & fe dilater.

* Il eft connu fous le nom vulgaire de *Cornet.*

On obſerve le long de la trachée artere quelques grains glanduleux, qui ſont
deſtinés à ſéparer de la maſſe du ſang,
une humeur propre à humeſter ce canal
& à en conſerver la ſoupleſſe.

La compoſition de la trachée artere
nous offre une nouvelle preuve de la ſageſſe de celui qui en eſt l'auteur. Les
cartilages par leur fermeté l'empêchent
de tomber dans l'affaiſſement, & la
tiennent toujours ouverte, pour donner
un libre paſſage à l'air que nous ſommes obligés de reſpirer continuellement.
La partie membraneuſe eſt ſuſceptible de
reſſerrement & de dilatation, pour répon-
dre aux beſoins que nous avons de recevoir & de chaſſer l'air en plus ou moins
grande quantité, avec plus ou moins de viteſſe, ſuivant certaines circonſtances,
dans le chant & la déclamation.

La plûpart des Anatomiſtes prétendent
que la trachée artere eſt membraneuſe à
ſa partie poſtérieure, afin qu'elle puiſſe ſe
prêter & céder aux alimens, qui pouroient
quelquefois être arrêtés dans l'œſophage,
ſi le canal de la trachée artere etoit garni
de cartilages à ſa partie poſtérieure, com-

me il l'eft par - devant , & fur les côtés.
Cette opinion bien confidérée paroît dé-
nuée de fondement. Premiérement , parce que l'œfophage defcend un peu latéralement à gauche , & non le long
de la portion membraneufe de la trachée artere , comme l'obferve le célébre Mr *Winflow*. 2^ment. Les *bronches* dans
leurs parties fupérieures , font auffi uniquement membraneufes poftérieurement ,
quoique l'œfophage ne les fuive pas , &
qu'elles ne puiffent par conféquent le comprimer , & empêcher la defcente des alimens. 3^ment. Il feroit même dangereux que
le canal de la trachée artere , cédât aux alimens qui parcourent l'œfophage ; car la
refpiration en feroit interrompue : & cette
fonction eft certainement trop néceffaire
pour avoir été expofée à un tel dérangement , puifque fon interruption emporte-
roit avec elle la perte de la vie.

La trachée artere reçoit fes arteres des
carotides , & fes veines vont fe rendre
dans les jugulaires. Ses nerfs lui viennent
des récurrens , & du plexus cervical.

N iv

ARTICLE V.

Les Poûmons.

Les *Poûmons* rempliffent la plus grande partie de la poitrine : ils font d'une fubftance mollaffe & fpongieufe ; d'une couleur livide , ou mêlée de livide & de blanc ; tirant fur la figure d'un pied de bœuf, dont la convéxité regarde le dos. Ils font au nombre de deux , l'un droit & l'autre gauche , féparés par le médiaftin. Chaque poûmon a deux ou trois fciffures qui le diftinguent en plufieurs lobes : on en remarque communément trois dans le droit, & deux dans le gauche.

Il y a au bord inférieur & antérieur du poûmon gauche , une échancrure qui permet au cœur de frapper les côtes fans incommoder le poûmon.

Pour développer la ftructure des poûmons, il fuffit de fuivre les bronches , & leurs divifions. La trachée artere parvenue à la quatriéme ou cinquiéme vertebre du dos , fe partage en deux groffes branches appellées *bronches*. Chacune de

ces bronches entre dans un poûmon ; &
après quelque trajet , elle se divise en d'autres branches , qui se subdivisent elles-mêmes , jusqu'à ce qu'enfin elles se terminent en des vésicules fléxibles, extensibles,
& capables de resserrement. Ces vésicules
forment la plus grande partie des poûmons. Les interstices qui se trouvent entre elles , sont remplis par un tissu celluleux , que Mr *Winslow* nomme *tissu inter-
lobulaire*. Le tout est parsemé de vaisseaux.
Les glandes bronchiales , ainsi appellées ,
parce qu'elles se trouvent aux angles des
ramifications des bronches , séparent de
la masse du sang la matiere des crachats ,
qui prend différens dégrés de consistance , & de couleur , suivant qu'elle séjour-
ne plus ou moins dans les vésicules bron-
chiques , & que cette matiere est plus ou
moins chargée de bile , ou de quelque autre humeur qui se mêle avec elle.

L'abondance , & la qualité âcre ou visqueuse de cette humeur, produisent des rhumes qui peuvent varier à l'infini , par la
qualité & la quantité de l'humeur , & par
le tempérament des différens sujets. C'est
l'irritation que l'humeur bronchiale fait

fur les poûmons, qui détermine la toux ;
mouvement qui peut auffi venir de la feule
irritation du gofier.

Tout ce que l'on crache vient des poûmons, du nez, & des glandes falivales :
au lieu que ce qu'on rejette par le vomiffement vient de l'eftomach. Ces obfervations
font du reffort d'un ouvrage qui eft deftiné
à donner les premieres notions d'anatomie
& d'économie animale aux perfonnes,
dont l'état ne demande pas qu'elles en faf-
fent une étude approfondie.

Les poûmons reçoivent des nerfs de
l'intercoftal, mais principalement de la
huitiéme paire, qu'on nomme auffi paire
vague. Cette derniere paire étant parvenue dans la poitrine, fournit de chaque
côté de la trachée artere une branche qui
remonte, & va fe diftribuer au larynx, à
fes mufcles, & aux autres parties voifines : on lui a donné le nom de nerf ré-
current.

Il y a deux arteres différentes qui portent le fang aux poûmons ; fçavoir, l'artere bronchiale, & l'artere pulmonaire.

La premiere vient ordinairement de

l'aorte defcendante : on croit qu'elle fournit aux poûmons le fang qui doit fervir à
leur nourriture. Le refte du fang qu'elle a
apporté, eft reporté dans la veine *azygos* par
la veine bronchiale.

L'artere pulmonaire eft un gros vaiffeau qui conduit dans les poûmons le fang,
qui eft revenu de toutes les parties du
corps au ventricule droit du cœur. Ce fang
eft reporté des poûmons au ventricule gauche par les veines pulmonaires.

On peut aifément conclure de-là , que
le fang en paffant dans les poûmons , y
acquiert quelque qualité effentielle qu'il a
perdue fans doute , par la circulation dans
les autres parties du corps : fans cela on
ne voit pas pourquoi il pafferoit tout entier par ce vifcere.

Article VI.

De la Respiration.

La *Refpiration* eft une fonction vrai-
ment vitale , c'eft-à-dire , néceffaire à la
vie ; puifque refpirer & vivre n'eft qu'une
même chofe. Elle confifte dans la dilata-

tion, & la contraction alternatives de la poitrine. Par la dilatation, qu'on nomme *inspiration*, l'air entre dans les poûmons ; & par le resserrement de la poitrine, qu'on nomme *expiration*, l'air est chassé hors des poûmons.

Pour peu qu'un œil clair-voyant s'applique à considerer les mouvemens de la respiration, il lui sera aisé d'en distinguer les différens phœnoménes. Il n'y en a peut être pas dans l'économie animale, dont il soit plus facile de s'assûrer. Mais la cause physique de ces mouvemens, n'est pas si aisée à déterminer. Car comment arrive-t-il que les poûmons se trouvant resserrés dans le tems de l'expiration, & que n'ayant pas la force de se dilater par eux-mêmes, ils se dilatent cependant, & reçoivent dans leurs vésicules, l'air qui y entre par l'inspiration ? Comment se peut-il faire que les côtes s'élevent contre leur propre poids, & contre leur disposition naturelle, & que le diaphragme s'applanisse & s'abaisse vers le bas-ventre ? Dira-t-on que l'air entre avec impétuosité dans les poûmons ; qu'il les dilate, & que les poûmons en s'étendant, produisent l'éléva-

tion des côtes , & l'abaiſſement du diaphragme ? Il n'eſt pas poſſible que la choſe s'éxécute de la forte. Car l'air extérieur
péſe autant ſur la poitrine , & ſur le bas-
ventre , qu'à l'entrée de la bouche & du
nez. Il y a donc une force égale de part
& d'autre. Ainſi pour que l'air extérieur
puiſſe entrer dans les poûmons , & les dilater , il faut que la capacité de la poitrine s'augmente par l'élévation des côtes ,
& l'abaiſſement du diaphragme. Mais le
diaphragme ne peut s'abaiſſer que par le
reſſerrement de ſes fibres muſculeuſes ,
comme les côtes ne peuvent s'élever que
par la contraction des muſcles intercoſtaux. Il s'agit donc de chercher quelle
peut être la cauſe occaſionnelle, ou déter-
minante de cette contraction. Il ſemble
qu'on peut la déduire de l'impreſſion que
le ſang fait ſur les poûmons à la fin de
l'expiration. En effet , lorſque par le mouvement de l'expiration , les poûmons ſont
reſſerrés ; les véſicules pulmonaires , & les
vaiſſeaux ſanguins qui rampent ſur ces
véſicules, ſe trouvent comme repliés ; le
ſang rencontre une réſiſtance qui s'oppo-
ſe à ſon mouvement direct ; il agit alors

fur les parois des vaiſſeaux : il diſtend , ou comprime les fibres nerveuſes de ces vaiſ- ſeaux. Cette diſtenſion occaſionne un reflux d'eſprits animaux vers le cerveau , & ce reflux eſt ſuivi d'un influx des mêmes eſ- prits qui ſont réfléchis du cerveau dans les nerfs qui ſe diſtribuent aux muſcles inter- coſtaux , & au diaphragme. De-là la con- traction de ces muſcles , & en conſéquen- ce l'élévation des côtes , & l'applaniſſe- ment du diaphragme. Le diaphragme en s'abaiſſant , comprime les viſceres du bas- ventre , qui pouſſent les muſcles abdomi- naux en dehors , comme on le remarque par le gonflement du ventre. Les poûmons deviennent alors libres de toute compreſ- ſion extérieure ; l'air enfile la glotte , & la trachée artere ; il gonfle les poûmons. Les véſicules pulmonaires ſe trouvent di- latées & aggrandies. Les vaiſſeaux ſan- guins qui rampent ſur leur ſurface , ſe dé- veloppent ; le ſang les parcourt avec li- berté ; l'impreſſion ou le *ſtimulus* qu'il pro- duiſoit auparavant ſur les fibrilles nerveu- ſes , ceſſe en ce moment. La cauſe de la contraction des muſcles intercoſtaux , &

du diaphragme, n'a plus lieu. Ces mufcles fe relâchent : les côtes retombent par
leur propre poids, & par le reffort de leurs
cartilages. Les mufcles du bas-ventre qui
avoient été pouffés en dehors, dans le
tems de l'infpiration, par l'abaiffement du
diaphragme, fe rétabliffent par leur élafticité : ils repouffent les vifceres, & le
diaphragme eft relevé en forme de voûte
vers la poitrine. La poitrine diminue de
capacité en largeur & en longueur. Les
véficules pulmonaires fe refferrent, & elles s'affaiffent les unes fur les autres. Ce
refferrement des poûmons caufe un nou-
vel obftacle au mouvement du fang à travers ce vifcere. De-là un nouveau *ftimu-*
lus, & une nouvelle dilatation ; & par conféquent, ce mouvement alternatif de la
poitrine dans lequel confifte la refpiration.

Il en eft des poûmons dans la refpiration, à peu près comme d'un fouflet. Si
on écarte les aîles du fouflet, l'air y entre ; mais ce fouflet eft-il laiffé à lui-même,
les aîles fe rapprochent, & l'air eft chaffé
dehors.

Le mouvement continuel de dilatation

& de refferrement des poûmons, fert à brifer, à divifer, & à atténuer le fang. Mais ce liquide reçoit auffi dans les poûmons quelque changement de la part de l'air ; foit que l'air pénétre à travers les véficules pulmonaires, & qu'il entre dans la maffe du fang par le moyen de la refpiration ; foit qu'il frappe feulement les véficules qui font parfemées de vaiffeaux fanguins.

Les Phyfiologiftes ne conviennent pas de la façon dont l'air agit fur le fang dans les poûmons. Nous n'entrerons pas dans cette queftion. Il nous fuffira d'obferver ici, que, quoiqu'il n'y ait aucun organe qui ne contribue à l'élaboration du fang, il y en a cependant quelques-uns qui y ont plus de part que d'autres, & que les poûmons font de ce genre.

Nous avons déja dit que la refpiration eft abfolument néceffaire pour vivre : il eft certain d'ailleurs que tout le fang paffe par les poûmons, & qu'il y éprouve un changement fenfible. Il eft plus rouge, lorfqu'il en fort par les veines pulmonaires, que lorfqu'il y entre par l'artere de même nom. Le chyle qui eft très-reconnoiffable noiſſable à la ſortie du ventricule droit, avant que d'entrer dans les poûmons, ne peut preſque plus ſe diſtinguer du ſang, lorſqu'il entre dans le ventricule gauche. Il ſuit de-là évidemment, que les poûmons ſont le principal laboratoire du ſang.

En ſuivant ce que nous avons dit du méchaniſme de la reſpiration, on pourra comprendre aiſément d'où vient la difficulté de reſpirer ; d'où viennent les inſpirations courtes & fréquentes ; pourquoi même on eſt expoſé à des crachemens de ſang ſur les hautes montagnes, & dans un air trop rarefié. Cela vient de ce que l'air n'étant point aſſez peſant, il ne dilate point totalement les véſicules pulmonaires. Ces dilatations, qui ne ſont autre choſe que les inſpirations, étant petites, ſont néceſſairement fréquentes. Pendant ce tems, les vaiſſeaux ſanguins qui accompagnent les véſicules à demi dilatées, ſe trouvent comme repliés : ils ne permettent pas au ſang un cours auſſi libre qu'ils le feroient, ſi les véſicules s'étendoient davantage. Il arrive de-là que les vaiſſeaux s'engorgent ; ils ſe rompent quelquefois ;

O

& on rend par les crachats le fang que les
petits vaiffeaux rompus laiffent échapper
dans les bronches. Cela peut venir encore de ce que l'air intérieur, ou qui eft mêlé au fang, l'emportant en force fur l'air
extérieur qui péfe fur les véficules, caufe
la rupture des vaiffeaux des poûmons. Ceci
eft confirmé par le gonflement des fruits,
& des animaux enfermés dans le récipient
de la machine pneumatique lorfqu'on en
pompe l'air.

ARTICLE VII.

De la Voix.

Nous avons dit que la refpiration avoit
de grandes utilités. Une des plus importantes eft certainement de fervir à la formation de la voix & de la parole ; puifque celle-ci eft le principal lien de la fo-
ciété.

Les anciens & prefque tous les modernes, ont regardé l'organe de la voix comme une efpéce d'inftrument à vent, qui
pouvoit être comparé à la flute, au haut-
bois, à l'orgue, &c.

La trachée artere, difent-ils, qui
commence à la racine de la langue, &
qui va fe terminer aux poûmons, reffemble affez à un tuyau d'orgue. Les poûmons
fe dilatant comme des fouflets dans le tems
de l'infpiration, reçoivent l'air, qu'ils
chaffent enfuite en fe refferrant par le
mouvement de l'expiration. L'air ainfi
chaffé des poûmons, trouvant fon paffage
rétréci au haut de la trachée artere, c'eft-
à-dire, lorfqu'il paffe par la glotte, frappe les cartilages qui forment cette ouverture. Comme ces cartilages ont du reffort,
ils agiffent à leur tour contre l'air, & lui
communiquent un mouvement de trémouffement, qui forme le fon de la voix. Le
fon varie, il prend différens tons, fuivant
que l'ouverture de la glotte, eft plus ou
moins grande. Les tons aigus viennent
du rétréciffement de cette ouverture ; &
les tons graves de fa dilatation.

M. *Ferein*, Doéteur en Médecine, de
l'Académie Royale des Sciences, fi connu par fon habileté dans l'Anatomie, a
fait un grand nombre d'expériences, qui
l'ont conduit à donner une autre théorie
très-ingénieufe, fur la formation de la
voix.   O ij

Il établit dans un Mémoire qu'il a donné à l'Académie, que l'organe de la voix est un instrument à cordes & à vent. Cet instrument que l'art n'a sçu former, & que les PP. *Mersenne* & *Kirker* auroient souhaité de voir, M. *Ferein* le trouve dans le corps humain. Il remarque en homme versé dans les secrets de l'art, qu'il y a dans les lévres de la glotte, des cordes, ou des rubans tendineux, qui sont tendus horisontalement, un de chaque côté, & arrêtés par les deux bouts : que ces cordes sont susceptibles de vibrations, & propres à rendre un son, comme celles d'un clavecin, ou d'un violon. L'air qui vient de la poitrine sert d'archet pour les agiter ; & l'effort de la poitrine & des poûmons, tient lieu de main pour mettre en jeu cet archet.

Dans ce systême, ce n'est point de l'ouverture plus ou moins grande de la glotte, que dépend la variété des tons ; mais de la tension, ou du relâchement des cordes vocales qui bordent cette fente. Plus les rubans sont tendus, plus ces tons sont aigus : plus au contraire, ils sont lâches, plus les tons qu'ils donnent, sont graves.

M. *Morel*, Chanoine de Montpellier, vient de donner une nouvelle théorie phy-sique de la voix. Il dit que c'est un double instrument, produisant à l'unisson deux sons d'une nature différente ; l'un par le moyen de l'air, l'autre par le moyen des cordes de la glotte ; à peu près comme un clavecin organisé.

Un plus long détail ne conviendroit point au plan de cet Ouvrage. J'observerai seule-ment que le son de la voix en sortant de la glotte, n'est point articulé. Il faut qu'il passe par la bouche, où il est diversement modifié par la langue, selon qu'elle le pousse ou contre les dents, ou contre le palais ; qu'elle l'arrête, ou le laisse couler ; suivant que la bouche est plus ou moins ouverte. C'est-là, en un mot, que le son articulé reçoit, pour ainsi dire, sa forme par les différen-tes impressions qu'il y éprouve.

ARTICLE VIII.

De la Déjection.

J'ai observé plus haut, qu'il n'étoit pas aisé de comprendre le méchanisme de la

Déjection, à moins que celui de la respiration ne fût connu ; & c'est pour cette
raison que j'ai passé cet article, lorsque
j'ai parlé des intestins : il doit retrouver sa
place ici.

Les intestins ont un mouvement *péristaltique*, ou une espéce de mouvement *ver-
miculaire*, qui pousse les matieres fœcales
des intestins gréles vers l'anus.

Quand ces matieres font liquides, &
d'une âcreté considérable, les impressions qu'elles font sur le canal intestinal,
y attirent un *influx* d'esprits animaux plus
abondant : le mouvement péristaltique
augmente ; & ce mouvement augmenté,
joint à la liquidité des matieres, suffit pour
surmonter la résistance du sphincter ; de
sorte qu'elles peuvent s'échapper par l'a-
nus, sans autre effort de notre part ; quelquefois même contre notre volonté. C'est
ce qui arrive dans le dévoyement. Mais
communément, nous mettons beaucoup
d'autres instrumens en jeu pour faire la
déjection. Quand les matieres font moins
coulantes ; quand elles ont de la consistance & de la dureté ; & qu'il faut une
plus grande ouverture pour les laisser pas-

fer, nous employons le fecours du diaphragme & des mufcles du bas-ventre.
Pour cela nous faifons une grande infpiration, dans laquelle le diaphragme s'ap-
planit & s'abaiffe confidérablement vers
le bas-ventre: nous l'affujettiffons en cet
état en fermant la glotte, pour empêcher
l'air de fortir des poûmons: nous contra-
ctons ou refferrons en même-tems les mufcles abdominaux qui forment une efpéce
de fangle qui couvre tout le bas-ventre.
Les inteftins fe trouvent donc comprimés
de tous côtés; & les matieres qui y font
contenues, obligées d'avancer. Les efforts
réunis du diaphragme, des mufcles du bas-
ventre, des fibres des inteftins, avec la
péfanteur des excrémens, furmontent la réfiftance du fphincter qui fe dilate pour
laiffer fortir ces matieres. Les excrémens
fortis, le fphincter fe refferre; & l'anus
qui avoit été pouffé en bas, fe reléve par
le moyen de deux mufcles appellés *les releveurs de l'anus*, à caufe de leur ufage.

ARTICLE IX.

Le *Péricarde*, Le *Cœur*, & *les Oreillettes*.

Le *cœur* eſt enveloppé dans une capſule membraneuſe où il fait ſes mouvemens
ſans aucune gêne. On a donné à cette membrane le nom de *Péricarde*, qui veut dire
enveloppe du cœur.

Le *Péricarde* eſt compoſé de deux tuniques appliquées l'une ſur l'autre, & u-
nies enſemble par un tiſſu celluleux. La
tunique intérieure eſt une production de
la lame externe des gros vaiſſeaux qui partent du cœur : comme la tunique extérieure de cette même poche eſt une production du médiaſtin. Le Péricarde tient
non-ſeulement au médiaſtin, & aux gros
vaiſſeaux dont il eſt formé ; mais il eſt encore attaché au centre nerveux du diaphragme ſur lequel le cœur eſt appuyé
dans l'homme. Le péricarde donne paſſage aux gros vaiſſeaux, par ſon extrémité
qui répond à la baſe du cœur.

On trouve dans cette poche membra-

neuſe, une ſéroſité lymphatique qui ſert
à lubrifier le cœur, & à faciliter ſes mouvemens. Cette humeur lui vient ſans doute, par le moyen des vaiſſeaux ſécrétoi-
res qui partent des arteres de cette poche.
Et comme il y a apparence qu'elle ſe renouvelle, elle doit être repompée par les
vaiſſeaux réſorbans qui ſe rendent dans
les veines lymphatiques de cette même
membrane.

Les arteres du Péricarde viennent de
celles qui ſe diſtribuent au médiaſtin &
au diaphragme, nommées *Médiaſtines*,
& *Phréniques* ou *Diaphragmatiques*. Ses
veines vont ſe rendre dans des veines de
même nom. Ses nerfs viennent des nerfs
diaphragmatiques.

L'uſage du Péricarde eſt d'envelopper
le cœur, & de le prémunir contre les différentes liqueurs qui peuvent s'épancher
dans la poitrine, telles que le ſang, la
lymphe & le pus.

Le Cœur.

Le *Cœur* eſt un muſcle creux, de figure conique, ſitué preſque tranſverſale-

ment entre les deux lames du médiaſtin, à la partie inférieure de la poitrine ; ayant la baſe du côté droit, & la pointe du côté gauche. Il eſt un peu applati à ſa face inférieure qui poſe ſur le diaphragme. Sa baſe d'où partent les gros vaiſſeaux, eſt recouverte de graiſſe, accompagnée de deux ſacs charnus qu'on nomme ſes oreillettes. Il renferme deux cavités ſéparées par une cloiſon charnue, auxquelles on a donné le nom de *Ventricules*. L'un s'appelle le *ventricule droit*, & l'autre le *ventricule gauche*. On auroit donné à plus juſte titre au premier, le nom de *ventricule antérieur*, & au ſecond, celui de *ventricule poſtérieur*, par rapport à leur ſituation. Ces ventricules auſſi-bien que toute la ſurface extérieure du cœur, ſont garnis d'une membrane très-fine. La ſubſtance du cœur eſt muſculeuſe, ou charnue, formée de fibres qu'on diſtingue en trois eſpéces, relativement à leur direction. Les unes ſe portent longitudinalement de la baſe à la pointe ; d'autres ſont obliques ou ſpirales ; d'autres enfin ont une direction preſque tranſverſe.

On remarque à la face intérieure des

ventricules de petits enfoncemens, comme des fossettes ; & des espéces de colonnes charnues d'où partent des cordes tendineuses qui tiennent aux valvules.

Pour comprendre l'usage de ces valvules, il faut sçavoir qu'il se rencontre à la base du cœur quatre gros vaisseaux, deux arteres, & deux veines. Chaque ventricule a deux orifices, par l'un desquels il communique avec une artere, & par l'autre avec une veine. Le contour de l'orifice qui s'abouche avec la veine, est bordé d'une pellicule membraneuse, qui s'avance dans le ventricule, & s'applique sur ses parois, lorsque le sang qui vient de la veine, y entre. La partie de cette membrane valvulaire qui s'enfonce dans le ventricule, est divisée par plusieurs échancrures : il y en a deux qui paroissent plus considérables que les autres, dans la valvule du ventricule droit ; c'est ce qui fait qu'on y compte trois valvules, qu'on nomme *valvules triglochines*. Mais ces trois n'en font véritablement qu'une. On en compte deux dans le ventricule gauche : on les appelle *valvules mitrales*.

L'extrémité de ces valvules tient à plufieurs cordes tendineufes attachées aux co-
lomnes dont nous avons parlé. Quand le
cœur en fe contractant, fe raccourcit, les
cordes tendineufes fe trouvent relâchées,
& permettent aux valvules de fe relever &
de s'appliquer fur l'orifice, qui s'abouche
avec la veine & l'oreillette : de forte que
le fang ne pouvant fortir du ventricule par
l'ouverture qui lui a donné entrée, il prend
néceffairement la route de l'orifice qui
communique avec l'artere. Il fe rencontre
à l'entrée de cette artere, des valvules
difpofées en un fens contraire à celles du
ventricule ; de maniere qu'elles permettent au fang de fortir du cœur pour entrer
dans l'artere ; mais qu'elles lui interdifent
le retour de l'artere au cœur. On nomme
ces valvules *femilunaires*.

Le ventricule droit eft moins long,
mais plus large que le gauche. Celui-ci a
fes parois plus fortes que le droit, parce
qu'il doit envoyer le fang jufqu'aux extrémités du corps: au lieu que l'autre ne l'envoie que dans les poûmons.

Le cœur reçoit des nerfs de la paire
vague, & de l'intercoftal. Ses arteres lui

viennent au nombre de deux, du commencement de l'aorte d'où elles vont entourer la base de ce viscere : on leur a donné pour cette raison le nom d'*arteres coronaires*. Les veines du même nom reportent le sang en partie dans l'oreillette droite, & en partie dans les ventricules mêmes.

Les sacs musculeux auxquels on a donné le nom d'*Oreillettes*, sont placés sur la base du cœur l'un à côté de l'autre, & répondant aux deux ventricules : c'est pour cela qu'on a appellé l'un l'*oreillette droite*, & l'autre l'*oreillette gauche*. Ces espéces de sacs qui ont la surface intérieure inégale & sillonnée, ont extérieurement une appendice dentelée qui ressemble mieux à une crête de coq, qu'à l'extrémité d'une oreille : c'est cependant de la ressemblance prétendue avec cette partie, que vient le nom d'*oreillette*.

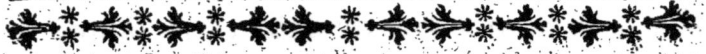

ANGIOLOGIE,

OU

DESCRIPTION

DES VAISSEAUX.

LE cœur en se contractant, pousse le sang de ses ventricules dans deux grandes arteres, qui portent ce liquide dans toutes les parties du corps, d'où il est rapporté par les veines au cœur qui le reçoit dans le tems de la dilatation. Les deux grandes arteres sont, l'*aorte* & l'*artere pulmonaire*. Les veines sont, la *veine pulmonaire*, & la *veine-cave*. Nous allons donner une idée succincte des principales distributions de ces vaisseaux.

L'*artere pulmonaire* prend son origine du ventricule droit du cœur par un tronc fort considérable, qui se divise bien-tôt en deux gros canaux qui vont se rendre aux deux poûmons. Chacun de ces canaux se divise, & subdivise en une infinité de branches & de ramifications, qui s'étendent dans la substance du poûmon, en rampant sur les vésicules qui le composent. Le sang qui a été distribué aux poûmons par ces arteres, en est rapporté par des veines qui sont la continuation des vaisseaux artériels.

Les arteres se divisent en branches, les branches en petites ramifications. Les ramifications des veines continues à celles des arteres, se réunissent plusieurs ensemble pour former des branches, & les branches se réunissent ensuite pour former des troncs. Les *veines pulmonaires* sortent des poûmons par quatre troncs ; mais elles se terminent en une bouche commune, d'où le sang se décharge dans le ventricule gauche du cœur.

L'*aorte* est un canal à peu près de la grosseur d'un doigt, qui part du ventricule gauche du cœur. Cette artere jette dès son commencement, deux branches qui se distribuent au cœur, & aux oreillettes. Ces deux petites arteres se nomment coronaires, comme il a déja été observé. L'aorte fait ensuite vers la troisiéme, ou la quatriéme vertebre du dos, une courbure par laquelle elle se porte de droit à gauche. Il naît de la partie supérieure de cette courbure, trois arteres, dont l'une se divise peu après en deux branches. C'est ce qui forme les deux *Carotides* *, & les deux *Soûclavieres*. Les deux premieres montent entre les deux autres le long de la trachée artere.

Chaque *Carotide* parvenue vers le larynx, se divise en deux branches principales, dont l'une se porte un peu en arriere en se courbant, & va gagner le dessous de l'oreille. Elle enfile le canal osseux de l'os pierreux, par lequel elle entre dans le crane, pour se distribuer au cerveau & aux membranes qui l'enveloppent : on donne à cette branche le nom de *carotide interne* ; & celui de *carotide externe*, à l'autre branche qui, au moyen de plusieurs divisions & subdivisions, envoie des arteres à la gorge & à toutes les parties externes de la tête ; c'est-à dire, au larynx, au pharynx, aux machoires, aux lévres,

---

* Les *Carotides* prennent leur nom de la tête (en grec Καρα) à laquelle elles portent le sang ; & les souclavieres tirent le leur des clavicules sous lesquelles elles passent.

à

à la langue, au nez, aux yeux, aux oreilles, &c.

Chaque fouclaviere donne auffi des vaiffeaux à un grand nombre de parties. Elle fournit l'*artere vertébrale*, qui monte par les ouvertures qu'on remarque à la racine des apophyfes tranfverfes des vertebres du col. En avançant, l'artere vertébrale jette plufieurs ramifications aux parties voifines ; la moële de l'épine en reçoit par les ouvertures qui font entre deux vertebres. Cette artere, après une infléxion confidérable, entre dans le crâne par le grand trou occipital, pour fournir du fang au cerveau. L'artere fouclaviere envoie des branches aux mufcles du col, & aux mufcles extérieurs de l'épaule. Les mufcles qui font entre les trois ou quatre côtes fupérieures, reçoivent de la fouclaviere des branches qu'on nomme *arteres intercoftales fupérieures*. Le médiaftin, le thymus, le péricarde, le diaphragme, les mufcles de la poitrine, & même du bas-ventre, doivent auffi aux fouclavieres leurs arteres auxquelles on donne le nom d'*arteres médiaftines, thymiques, péricardines, dia-*

P

phragmatiques ou *phréniques*, & *mammai-res*, suivant les parties qu'elles arrofent.

Malgré ce grand nombre de vaiffeaux que nous venons de voir fortir de la fou-claviere, elle forme un canal encore affez confidérable, lorfqu'elle parvient à l'aif-felle : elle prend alors le nom d'*artere axillaire*, de laquelle partent différentes branches qui vont aux mufcles qui font fous l'omoplate, & aux parties extérieu-res de la poitrine : tandis que fon tronc fe porte le long du bras, & fe continue communément jufques vers l'articulation du bras avec l'avant-bras, où il fe divife en deux branches.

Cette divifion fe trouve plus haut dans certains fujets, & plus bas dans d'au-tres. Quand la divifion eft au-deffus du coude, c'eft une difpofition heureufe en cas d'accident dans la faignée du bras. Car, fuppofé qu'on ouvrît malheureufe-ment l'artere, & qu'on ne pût en arrê-ter le fang que par la ligature du vaiffeau, il refteroit toujours une branche qui four-niroit du fang à l'avant-bras & à la main. Ces deux branches dont nous venons de parler, defcendent le long de l'avant-bras; & en fe fubdivifant, elles fe diftribuent au poignet, à la main & aux doigts.

Comme la branche d'artere qui régne le long du poignet, fe fait aifément fentir, parce qu'elle paffe fur des parties offeufes, & qu'elle n'eft recouverte que de la peau; c'eft-là qu'on tâte le pouls, ou le battement, pour juger de la quantité du fang, de la rapidité de fon mouvement, de fa force, &c.

L'aorte, après avoir jetté de fa courbure, les arteres carotides & fouclavieres qui fe répandent dans toutes les parties fupérieures, fe porte en bas, en defcendant le long du corps des vertebres, un peu à gauche, jufqu'à l'os facrum, où elle perd fon nom, en formant une bifurcation, dont nous aurons lieu de parler inceffamment. Dans ce trajet, c'eft-à-dire, depuis fa croffe ou courbure, jufqu'à fa bifurcation, elle jette plufieurs arteres dans l'ordre fuivant.

1. Une petite artere qui va aux poûmons, & aux bronches, & qu'on a nommé pour cela *artere bronchiale*; on l'appelle auffi

artere de Ruyfch, du nom du célébre Ana-tomifte qui l'a décrit le premier.

2. *Les arteres intercoftales inférieures* qui fe diftribuent entre les côtes, comme les trois ou quatre fupérieures qui partent de la fouclaviere. Ces arteres donnent des branches à la moële de l'épine, par les intervalles qui laiffent fortir les nerfs entre deux vertebres.

3. L'œfophage & le diaphragme reçoivent auffi des arteres de l'aorte defcendante.

4. La *Cœliaque*, qui part de l'aorte fous le diaphragme, & envoie des branches à l'eftomach, à l'épiploon, au duodenum, au pancréas, à la rate, au foie & à la véficule du fiel.

5. L'artere *méfenterique fupérieure*, qui fe diftribue au méfentere & aux inteftins grèles.

6. Les *arteres émulgentes* ou *rénales*, qui vont aux deux reins, une de chaque côté.

7. Les *arteres* qui vont aux capfules atrabilaires.

8. La *méfentérique inférieure*, qui founrit aux gros inteftins, & à la portion du mé-

fentere qui y tient. La branche de cette artere qui va au rectum, fe nomme *hœmorrhoïdale interne*.

9. Les *arteres lombaires*, & les *arteres facrées*, qui fe diftribuent aux mufcles des lombes, du bas-ventre, à la moële de l'épine, &c.

Le tronc de l'aorte arrivé à la derniere vertebre des lombes, ou à l'os facrum, fe bifurque, ou fe divife en deux gros vaiffeaux qu'on nomme *arteres iliaques*. Chaque *iliaque* fe divife elle – même en deux branches, dont l'une appellée *iliaque interne*, ou *artere hypogaftrique*, fournit à la veffie, à l'inteftin rectum, & aux parties voifines. La branche qui va au rectum, fe nomme *hœmorrhoïdale externe*. L'*iliaque externe* donne l'*artere ombilicale*, & l'*épigaftrique* qui fe répand fur les mufcles droits du bas-ventre : enfuite elle fort de l'abdomen par deffous le ligament inguinal. A fa fortie, elle prend le nom d'*artere crurale*. Elle defcend le long de la partie intérieure de la cuiffe, en jettant des branches à tous fes mufcles. Parvenue à la partie poftérieure du genou, elle fe divife en trois branches principales qui fe diftribuent à la jambe & au pied.

Le fang que l'aorte, en fe divifant en une infinité de rameaux, porte dans toutes les parties du corps, en eft rapporté par des veines qui font continues aux ramifications artérielles, & qui fe réuniffent à mefure qu'elles approchent du cœur, où elles aboutiffent par deux gros troncs, qu'on nomme *veine-cave fupérieure*, & *veine-cave inférieure*.

Toutes les veines qui rapportent le fang des extrémités fupérieures, de la tête, & de la poitrine, aboutiffent à la veine-cave fupérieure. Celles qui le rapportent des pieds, des jambes, des cuiffes, & du bas-ventre, fe terminent dans la veine-cave inférieure; & ces deux troncs qui fe rencontrent, & fe réuniffent vers la région du cœur, fe dégorgent dans l'oreillette droite & le ventricule droit.

Nous ne fuivrons point les différentes divifions de ces veines. Il nous fuffira de remarquer que chaque artere a une veine qui l'accompagne, de maniere que la veine rampe fur l'artere à laquelle elle répond, & qu'elle en prend le nom : c'eft-à-dire, que la veine qui répond à l'artere fouclaviere gauche , & qui rapporte le fang que celle-ci a porté, prend le nom de veine fouclaviere gauche , & ainfi des autres.

Il faut feulement remarquer quelques particularités & quelques exceptions à cette régle générale.

Les veines qui répondent aux arteres carotides externes & internes , portent les noms de veines *jugulaires externes* & *internes.*

Il y a auffi dans la poitrine, une veine qui porte un nom qui lui eft propre; c'eft la veine *azygos* *. Cette veine, qui eft affez confidérable, rampe le long du côté droit des vertebres du dos. Elle eft deftinée à recevoir principalement le fang que les veines intercoftales de ce côté-là lui rapportent, & à le conduire dans la veine-cave fupérieure.

On trouve dans le bas-ventre une veine qui a une fingularité encore bien plus remarquable que celles dont nous venons de parler : je veux dire *la veine - porte* , qui fait office d'artere , & de veine en même-tems. Elle eft formée par la réunion des

* *Azygos* veut dire qui eft feul , ou qui n'a point de femblable.

P iv

veines qui viennent des vifceres flottans du bas-ventre. C'eft-à-dire, que les veines qui viennent de l'eftomach, des inteftins, du méfentere, de l'épiploon, du pancréas, & de la rate, fe réuniffent pour former par leur concours un gros tronc qu'on nomme *veine-porte*. Ce tronc entre dans la fubftance du foie, & s'y diftribue par une infinité de rameaux. Ces ramifications, après avoir fourni la bile de la maniere qui a été expliquée en parlant du foie, fe réuniffent pour reporter dans la vcine-cave, non-feulement le fang que la veine - porte a conduit, mais encore celui qui vient au foie par l'artere hépatique.

Chaque artere, comme je l'ai remarqué, a une veine qui lui répond, & la veine a plus de capacité que l'artere ; de forte que la fomme totale du calibre des veines furpaffe de beaucoup la fomme du calibre des arteres. La raifon en eft aifée à comprendre. Lorfque le fang parcourt les veines, il eft beaucoup plus éloigné de la fource & de la caufe de fon mouvement, c'eft-à-dire du cœur, que lorfqu'il eft dans dans les arteres. Il y marche plus

lentement : car les frottemens qu'il éprouve contre les parois des vaiffeaux, & les
angles qu'il rencontre, diminuent fa viteffe. Il ne feroit donc pas poffible qu'il
en revint au cœur au moment de la dilatation de fes ventricules, une quantité é-
gale à celle qui en fort dans la contraction, fi la capacité des canaux veineux ne
furpaffoit autant la capacité des canaux artériels, que la viteffe du fang dans les arteres furpaffe la viteffe du fang dans les
veines.

Il faut regarder un gros tronc d'artere
& fes divifions continues, avec les ramifications veineufes, qui en fe réuniffant,
forment le tronc d'une groffe veine, comme deux arbres qui fe réuniroient par le
fommet de leurs branches, ou plûtôt dont
les ramifications feroient continues & re-
pliées, de façon que les deux troncs abou-
tiroient à un centre commun. Si on fuppofe que ces troncs avec leurs branches,
foient creux, & qu'un liquide parcoure
continuellement ces canaux, en entrant
par un tronc, & revenant par l'autre, on
aura une idée affez jufte du cours du fang
dans les vaiffeaux de notre corps.

Chaque tronc d'artere avant fa divifion, a une forme à peu près cylindrique
ou égale dans toute fa longùeur. Il en eft
de même de chaque branche prife féparément. Mais un tronc à moins de capacité,
que la fomme des branches qu'il forme en
fe divifant : comme chaque branche en a
moins que les ramifications dans lefquelles elle fe fubdivife. En forte qu'il n'y a
pas de jufteffe dans l'idée que la plûpart
des Auteurs ont donné des arteres, &
du cours du fang, en difant qu'une artere forme un cône dont la bafe eft vers
le cœur, & la pointe à la partie qui s'en
éloigne. A entendre ces Auteurs, le
fang en s'éloignant du cœur paffe d'un
canal plus large dans un plus étroit, au
lieu qu'il paffe d'un plus étroit dans un plus
large.

Il arrive tout le contraire lorfqu'il fe rapproche du cœur par le moyen des veines.
Car un tronc de veine ainfi qu'un tronc
d'artere, avec fes diftributions, doit être
confidéré comme un cône, dont la pointe eft au cœur, & la bafe aux extrémités.
La fomme du calybre de toutes les branches prifes enfemble, furpaffe de beaucoup

en capacité le tronc qu'elles forment en fe réuniffant.

Comme le fang en parcourant la plûpart des veines, eft obligé de remonter contre fon propre poids, il femble qu'il devroit retomber naturellement vers le lieu d'où il vient. Mais l'Auteur de la nature y a pourvu, en plaçant de diftance en diftance de petites valvules, ou foûpapes membraneufes, qui font difpofées de façon qu'elles permettent bien au fang de parcourir ces vaiffeaux, en venant des extrémités vers le cœur, mais qu'elles lui interdifent le retour vers ces mêmes extrémités.

Les arteres, comme les veines, font des canaux membraneux, compofés de trois tuniques les unes fur les autres. Les arteres font plus fortes que les veines, & elles ont befoin de cette force pour réfifter à l'impétuofité du fang qui les diftend, & pour le chaffer enfuite dans les veines en fe refferrant. Il ne faut cependant pas croire que le défaut de battement fenfible dans les veines, vienne de la foibleffe de leurs tuniques, qui les mette hors d'état de fe contracter. La raifon pour laquelle il n'y a point de battement dans les veines, c'eſt que le ſang y entre d'une maniere toujours uniforme. Quand le cœur ſe con-traĉte, il pouſſe le ſang dans les arteres, & les diſtend ſenſiblement. Ces vaiſſeaux ſe rétabliſſent, ou ſe reſſerrent, dès que le cœur ſe dilate & ceſſe de leur envoyer du ſang. Ainſi on comprend aiſément les mouvemens de dilatation & de contraĉtion dans les arteres. La choſe eſt bien diffé-rente par rapport aux veines. Le ſang en-tre toujours également dans ces canaux, ſoit que le cœur ſe contraĉte, ſoit qu'il ſe dilate : parce que pendant que le cœur en ſe dilatant, ceſſe d'envoyer du ſang, les arteres qui ſe reſſerrent le chaſſe dans les veines.

ARTICLE X.

Du mouvement du Cœur, des Oreillettes, & des Arteres.

Le Cœur en ſe contraĉtant, chaſſe de ſes ventricules le ſang dans les arteres. Les arteres ſe trouvant remplies, & diſ-tendues par l'abord du ſang, font effort pour ſe reſſerrer ; & elles ſe reſſerrent en effet, dès que le cœur ſe dilate, & ceſſe de leur fournir du fang. On donne à ces mouvemens alternatifs de contraction & de dilatation du cœur & des arteres, les noms de *fyftole* & de *diaftole*. Lorfque le cœur eft dans la contraction ou fyftole, les arteres qui reçoivent le fang, font dans la dilatation ou diaftole : & c'eft alors qu'on fent le battement de celles-ci, qu'on appelle le *pouls* *. Lorfque le cœur fe dilate, les arteres fe refferrent & elles chaffent le fang dans les veines, par lefquelles il revient au cœur. Quand le cœur eft en contractation, le fang qui revient par les veines, ne peut entrer dans fes ventricules : pendant ce tems il eft reçu dans les oreillettes, qui font comme deux réfervoirs deftinés à cet ufage. Dès que le cœur fe dilate, les oreillettes qui ont été remplies & diftendues, fe refferrent & chaffent le fang qu'elles contiennent, dans les ventricules du cœur, où celui qui afflue par les veines, fe décharge en même-tems. Ainfi les oreillettes fe dilatent, & fe contractent alternativement avec le cœur.

Quoique les deux ventricules du cœur

---

* Pouls vient du mot latin *pulfus*, de *pellere* pouffer ; parce que l'artere pouffe le doigt qu'on y applique.

fe contractent en même - tems , ils s'envoient cependant le fang l'un à l'autre. Dans le même inftant que le ventricule gauche chaffe le fang dans l'aorte ; le ventricule droit en pouffe pareillement dans l'artere pulmonaire , qui fe diftribue dans toute la fubftance des poûmons : & ce fang eft rapporté par les veines pulmonaires dans le ventricule gauche , en même - tems que le fang revient des autres parties du corps dans le ventricule droit par la veine-cave.

En voilà affez fur le mouvement du cœur , & fur fes effets. Il convient de dire préfentement un mot de la caufe de ce mouvement.

Il me femble qu'on peut expliquer ce phœnoméne d'une maniere qui eft affez fimple. Le cœur eft un mufcle ; ainfi il agit comme les autres mufcles. Il faut donc rapporter fa contraction à l'*influx* des efprits animaux. Mais quelle eft la caufe qui peut déterminer cet influx du fuc nerveux dans les fibres du cœur? C'eft le fang lui-même. L'impreffion que ce liquide fait fur les parois des ventricules , par fon volume , fon mouvement , & fa qualité , occasionne un influx considérable d'esprits animaux dans toute la substance du cœur ; d'où suit naturellement le resserrement de ce viscere, & l'expulsion du sang. Le sang n'est pas plûtôt chassé hors des cavités du cœur, que le *stimulus* ou *aiguillon* cesse. L'influx des esprits, & la contraction du cœur, doivent donc cesser aussi. Le sang qui revient par les veines, & celui des oreillettes qui n'avoit pu entrer dans les ventricules pendant leur resserrement, y entre alors avec impétuosité, il les remplit & les dilate : de-là un nouveau *stimulus* sur les parois intérieures des ventricules. De-là un influx nouveau des esprits, & une nouvelle contraction du cœur, qui est suivie de la dilatation, & ainsi des autres.

Je ne vois point la nécessité d'admettre une espéce de paralysie dans les nerfs du cœur, pour expliquer le mouvement de diastole. Quand les oreillettes sont remplies, disent quelques Auteurs, elles compriment les nerfs du cœur, & causent par-là le relâchement de ce muscle. Il me paroît beaucoup plus naturel de penser, que la cause qui avoit déterminé la contraction du cœur venant à ceffer, cette contraction doit ceffer en même-tems, fans qu'il furvienne aucun engourdiffement dans les nerfs *cardiaques*. Quand les remedes émétiques, ou les alimens trop abondans & mal digérés, qui ont irrité l'eftomach, font rejettés par le vomiffement, l'eftomach & les mufcles qui avoient concouru au vomiffement, rentrent dans le repos, fans qu'il arrive rien d'extraordinaire aux mufcles de l'eftomach & du bas-ventre.

On dira, peut-être, qu'on fent les matieres qui déterminent l'*influx* des efprits animaux néceffaire pour le vomiffement, & qu'on ne fent point l'impreffion que le fang fait fur le cœur ; & cela eft vrai. Mais fentons-nous les impreffions que font les matieres fœcales fur les inteftins pour y attirer un *influx* d'efprits animaux ? Non fans doute. Néanmoins ce *ftimulus* détermine à chaque inftant un *influx* du fuc nerveux, qui produit le mouvement *périftaltique* du canal inteftinal pour chaffer les matieres du haut en bas. Soit que nous veillions, foit que nous dormions, cela s'éxécute, fans qu'aucun fentiment nous en en avertiffe. Ce mouvement eft purement méchanique. Il en faut dire autant du mouvement du cœur , qui s'éxerce continuellement d'une maniere infenfible, & indépendamment de notre volonté : ce qui paroît fagement établi. Car fi ce mouvement eût dépendu de la volonté de l'homme, il auroit pu en réfulter les plus grands inconvéniens.

ARTICLE. XI.

De la Circulation.

Après ce que nous avons dit touchant la difpofition des valvules, qu'on trouve aux orifices de la bafe du cœur , & à l'entrée des arteres aorte & pulmonaire ; après avoir obfervé qu'il y a des efpéces de foûpapes placées de diftance en diftance dans les veines , qui peuvent bien s'ouvrir pour livrer le paffage au fang lorfqu'il revient des extrémités , mais qui fe ferment lorfqu'il fait effort pour y retourner, il refte peu de chofes à ajouter pour établir démonftrativement la circulation du fang dans toutes les parties du corps.

Q

La *Circulation* n'eſt autre choſe que le mouvement perpétuel du ſang, cauſé par la force du cœur & des arteres, qui pouſſent & conduiſent ce liquide dans toutes les parties du corps, d'où il eſt rapporté au cœur par les veines qui ſont continues aux arteres. Une preuve des plus ſenſibles de la circulation, & à laquelle on ne peut rien oppoſer, eſt celle qui ſe tire de la ligature des vaiſſeaux tant artériels que veineux. Si on lie une artere, on s'apperçoit auſſi-tôt, que ce vaiſſeau ſe gonfle conſidérablement entre la ligature & le cœur, & qu'il s'affaiſſe entre la même ligature & ſon autre extrémité. Le contraire arrive, quand on lie une veine : car dans ce cas le vaiſſeau ſe gonfle entre l'extrémité & la ligature, & il s'applatit entre la ligature & le cœur. C'eſt ce qui s'obſerve à l'occäſion de la ligature qu'on fait pour la ſaignée. Après qu'on a lié le bras, les veines qui ſont comprimées par la ligature, ſe gonflent à l'avant-bras, parce que le retour du ſang ſe trouve empêché. Les arteres qui rampent ſous les veines ne ſouffrant pas la même compreſſion, puiſqu'elles ſont plus enfoncées, conduiſent toujours du fang dans les veines qui leur font continues : c'eft ce fang arrêté dans fon retour par la ligature, qui remplit & diftend les veines. Quand la ligature n'eft point affez ferrée, le fang qui revient de la main, continue fa route vers le cœur : la veine fe gonfle trop peu, & alors on eft obligé de ferrer le bras plus étroite-ment. Si, au contraire, le bras fe trouve trop ferré, la compreffion faite par la li-gature porte fon action jufques fur l'ar-tere, quoi qu'enfoncée ; & dans ce cas le fang n'eft point porté en une quantité fuf-fifante aux extrémités pour gonfler les vei-nes : il faut defferrer la ligature. Tout ce-la prouve invinciblement que le fang va du cœur par les arteres à toutes les parties du corps, & qu'il revient de ces mêmes par-ties au cœur par les veines.

Le mouvement du fang, & fon paffage des arteres dans les veines, peuvent s'ap-percevoir au moyen du microfcope, dans la queue des poiffons, des tétards, & dans grenouilles ouvertes.

Cette découverte, & les preuves qui en établiffent la réalité ou la certitude, font dûes aux Anatomiftes modernes.

Un autre phenoméne qui fert à prouver la circulation, eft la perte que fait un animal, de prefque tout fon fang par l'ouverture d'un feul vaiffeau quelconque; pourvu que le vaiffeau foit d'une grandeur médiocre. Cette vérité qui n'étoit point inconnue aux Anciens, auroit dû les conduire à la connoiffance de la circulation. Car la perte de tout le fang d'un animal par un feul vaiffeau, prouve que tous les autres vaiffeaux communiquent avec celui - là. *Galien*, qui vivoit il y a plus de 1500 ans, en tiroit cette conclufion. Si on obferve encore que cet habile Médecin décrit, d'après *Erafiftrate* qui l'avoit précédé d'environ 450 ans, les valvules qui font à l'entrée des ventricules du cœur & des arteres aorte & pulmonaire ; & qu'il détermine, toujours en faifant parler *Erafiftrate*, la difpofition & les ufages de ces mêmes valvules membraneufes ; on aura tout lieu d'être furpris que la circulation n'ait été connue que dans le dernier fiécle. Il a fallu près de deux mille ans, pour faire un pas qui reftoit à faire, afin d'arriver à cette connoiffance.

La circulation, qui eft fans contredit

l'une des plus importantes découvertes qu'on pût faire en anatomie, est communément attribuée à *Harvée* ; parce que ce Médecin Anglois l'a démontrée par un grand nombre de preuves qui n'avoient pas encore été mises en œuvre : mais plusieurs Auteurs l'avoient connue & en avoient parlé avant lui. Entre autres, *Cesalpin* Médecin Italien avoit décrit ce mouvement du sang, d'une maniere trèsclaire, & tel que nous le connoissons aujourd'hui.

ARTICLE XII.

De la nature du sang.

Le *Sang*, tel qu'il sort de la veine par la saignée, est d'un rouge foncé, & ne présente d'abord à la vue aucune autre couleur : en sorte qu'il paroît être homogéne, c'est-à-dire, composé de parties d'une même nature. Il est cependant composé de bien des parties différentes les unes des autres : car il renferme toutes les humeurs du corps ; telles que sont la salive, la morve, le *mucus* ou *cerumen* des oreilles , les larmes , le fuc ftomachal, l'humeur inteftinale , la bile , le fuc pancréatique , les crachats, la fueur , l'humeur de la tranfpiration infenfible , l'urine , &c.

Sans avoir recours à la diftillation , on peut aifément féparer le fang qu'on tire par la faignée , en quatre parties diftinctes. Quand le fang eft refroidi , il fe fépare au bout de quelque tems en deux parties ; fçavoir , en un caillot d'un rouge plus ou moins foncé , & en lymphe qui recouvre le caillot. Chacune de ces deux parties peut encore fe féparer en deux autres. Car fi on met la partie lymphatique dans un vaiffeau ouvert expofé au feu ; après une légere évaporation , on remarquera que la fubftance , ou la partie la plus groffiere & la plus vifqueufe de cette lymphe , s'épaiffira en forme de blanc d'œuf ; tandis que l'autre demeurera claire , lympide , prefque femblable à l'urine , & par fa liquidité & par fa faveur.

Le caillot peut auffi fe féparer en deux fubftances différentes. Il fuffit pour cela de le couper par tranches ; de laver plufieurs fois ces tranches avec de l'eau tiéde. L'eau entraînera avec elle les parties rou-

ges ou globuleufes du fang ; & il reftera
une fubftance gélatineufe, qu'on peut faire
durcir au point de la rendre comme une
efpéce de corne, en la faifant deffécher par
l'action du feu. *

La bonne qualité du fang dépend principalement de la jufte proportion, & du
parfait mélange de ces différentes parties
qui entrent dans fa compofition.

ARTICLE XIII.

Du cours de la lymphe.

Tout le fang, ou plûtôt tout le liquide
que les arteres conduifent aux différentes
parties auxquelles elles fe diftribuent, ne
paffe pas des arteres dans les veines fanguines. Une portion de ce liquide fe fépare de la maffe du fang pour différens
ufages dont nous avons à parler dans la
fuite. Lorfque les arteres fanguines ont
fouffert un nombre prodigieux de divifions & de fubdivifions, & qu'elles font

---

* Le fçavant & célébre M. *Aftruc*, parle de cette façon d'analyfer le fang, dans un Traité manufcrit fur
l'infpection du fang.

répandues en une infinité de ramifications
fur les parties où elles fe rendent ; il part
des côtés de ces arteres capillaires, des
vaiffeaux d'un diamétre encore plus petit,
qui donnent entrée à une partie de la lymphe, tandis que le refte du fang prend la
route des veines avec lefquelles les arteres
fanguines font anaftomofées ou abouchées.
Ces petits vaiffeaux qu'on appelle *arteres
lymphatiques*, fe ramifient fur toutes les
parties pour y porter une lymphe qui fert
à la nourriture de tout le corps, & pour
fournir différentes humeurs, dont les unes
doivent être rejettées hors du corps, &
les autres rentrer dans les routes de la circulation. Celles-ci fe nomment *humeurs récrémentitielles*, & celles-là *humeurs excrémentitielles*.

Ce qui refte de la lymphe, après qu'elle
a fervi aux ufages auxquels elle eft deftinée, eft reporté par des vaiffeaux qu'on
appelle *veines lymphatiques*. Ces veines qui
font extrémement fines dans leurs principes, ou à leur origine, fe réuniffent plufieurs enfemble en avançant, forment des
vaiffeaux un peu plus gros, & portent la
lymphe dans des glandes qui font placées

de diſtance en diſtance, comme des entrepôts.

La lymphe qui revient des extrémités inférieures, traverſe des glandes qui ſont ſituées aux environs des articulations, comme à la racine des orteils ou doigts des pieds, autour des chevilles ou malléoles, aux genoux, aux aînes. Cette lymphe qui revient des jambes & des cuiſſes, auſſibien que celle qui revient de tous les viſceres du bas-ventre, ſe rend dans les glandes du méſentere, & enſuite au réſervoir de *Pecquet*, d'où elle prend la route du canal thorachique, qui la conduit dans la veine ſouclaviere gauche, où elle ſe mêle de nouveau avec le ſang.

La lymphe des extrémités ſupérieures a de pareils entrepôts aux articulations des doigts, aux poignets, aux coudes, aux aiſſelles ; & elle va, comme celle qui revient de la tête & de la poitrine, ſe rendre auſſi dans la ſouclaviere gauche.

Les vaiſſeaux lymphatiques ſont formés de membranes très-minces, & qui par conſéquent ont peu de reſſort & de force pour chaſſer le liquide qui les par-

parcourt. Il fe rencontre dans les veines
lymphatiques de petites valvules fort fréquentes, qui permettent à la lymphe de
s'avancer vers le cœur, & qui l'empêchent de retourner en un fens contraire.
Le mouvement de la lymphe eft entrete-
nu par le mouvement du fang qui la pouffe,& par le battement des arteres fanguines
qui font répandues dans toutes les parties
du corps. Ces arteres ne peuvent battre
fans comprimer les petits vaiffeaux qui les
environnent. La compreffion force la lymphe à couler : & comme les valvules, &
une nouvelle lymphe qui afflue continuellement, s'oppofent à fon retour, elle doit
néceffairement avancer pour aller fe rendre au cœur.

Après avoir donné une légere notion
du cours de la lymphe, il faut dire un mot
de fa nature, & de fes ufages. Cela nous
conduira naturellement à parler de la nutrition & du méchanifme des fécrétions.

ARTICLE XIV.

De la Nature, & des Usages de la Lymphe.

La *Lymphe*, comme le terme le fait assez entendre, est une humeur aqueuse, ou séreuse, transparente, chargée d'une portion gélatineuse & gluante, propre à s'attacher aux parties qu'elle arrose. Cette portion gélatineuse s'épaissit en forme de blanc-d'œuf, quand on fait évaporer la lymphe sur le feu. Elle acquiert même la consistance d'une espéce de corne, ou de substance osseuse, si on pousse l'évaporation jusqu'à un certain point. Elle est destinée à la nourriture des parties auxquelles elle s'attache. La portion séreuse sert de véhicule au sang, en le rendant plus fluide & plus coulant.

La Lymphe fournit la plûpart des humeurs, tant excrémentitielles que récrémentitielles.

Si on distile la Lymphe, on en tire de l'air, des parties aqueuses, huileuses, salines & terreuses, comme de toutes les par-

ties du corps. Il y a feulement quelques différences dans la proportion de ces principes, fuivant les parties dont on fait l'ana-
lyfe.

Article XV.

De la Nutrition.

Les différentes parties qui entrent dans
la compofition du corps, tant folides que
liquides, ne peuvent être dans un mouvement continuel, fans qu'il s'en détache de
petites particules qui fe diffipent & s'éva-
porent, pour ainfi dire, à chaque inftant.
Nous avons vu en parlant de la tranfpiration, combien les pertes que nous faifons
par cette voie, font confidérables. Ce ne
font pas feulement les liquides qui fe diffipent ; les parties folides s'ufent auffi infenfiblement, foit en s'étendant & fe refferrant continuellement, foit en éprou-
vant le frottement des liquides qui les arrofent. Il faut donc qu'il fe faffe une réparation proportionnée aux pertes que
nous faifons : fans cela le corps dépérit néceffairement, comme on le voit dans les
perfonnes qui portent le jeûne trop loin.

Il eſt aiſé de comprendre comment le nouveau chyle, formé des alimens que nous prenons tous les jours, venant à paſſer dans le ſang, & devenant ſang lui-même, répare la perte de nos liqueurs. Mais comment la perte des parties ſolides peut-elle ſe réparer ? Pour cela il ſuffit qu'il y ait dans le ſang ou dans la lymphe, une matiere propre à remplir les petits vuides que laiſſent les particules qui ſe détachent, & s'envolent ; que cette matiere prenne la couleur & la conſiſtance de celle qui a été emportée, & qu'elle s'attache comme elle aux parties voiſines. Or la partie gluante & gélatineuſe de la lymphe eſt propre à cet uſage. Les vaiſſeaux lymphatiques qui ſont répandus dans tout le corps, laiſſent échapper une humeur qui par ſa fluidité eſt capable de s'inſinuer dans les plus petits vuides, & par ſa qualité viſqueuſe eſt propre à s'attacher aux parties auxquelles elle touche. Le ſéjour de cette humeur lymphatique, joint au mouvement & à la chaleur des parties environnantes, donne lieu à la diſſipation de ce qu'il y a de plus ſéreux ; en ſorte que ce qui reſte acquiert une conſiſtance ſolide.

Mais comment, dira-t-on peut-être, la lymphe aura-t-elle affez de force pour foulever les parties, entre lefquelles elle eft obligée de s'infinuer? Et fuppofé qu'elle s'y infinue, comment prendra-t-elle la nature & la couleur de celles qu'elle doit remplacer?

Quant à la premiere difficulté, nous répondons que le mouvement qui eft imprimé à la lymphe par la force du cœur & des arteres, la met en état de s'infinuer dans les vuides que laiffent les parties qui s'envolent : fa fluidité feule la rend propre à cet ufage. Pour en faire mieux fentir la poffibilité, il fuffira de rapporter quelques expériences analogues à ce méchanifme, & qui préfentent des phenoménes bien plus extraordinaires.

Si on fufpend un poids de deux ou trois cens livres à une corde bien féche, & qu'on laiffe cette corde expofée à un air humide ; l'eau qui eft répandue dans l'air s'infinue par fa feule fluidité entre les fils dont la corde eft compofée ; elle gonfle la corde, & en la gonflant la raccourcit, & par-là fouléve le poids qu'on y a fufpendu.

Qu'on enfonce un coin de bois fec dans la fente d'un rocher , & qu'enfuite on l'humecte en l'arrofant ; l'eau entre dans les pores du bois , le gonfle & le diftend au point d'enlever une maffe énorme de rocher. Tout le monde fent facilement que la lymphe n'a pas de femblables réfi-ftances à vaincre pour s'infinuer dans les vuides & les interftices des parties qu'elle doit nourrir.

A l'égard de la feconde difficulté, elle fe réfout aifément, en faifant réflexion que toutes les parties folides de notre corps ne font dans l'embryon, qu'une efpéce de gélée , qui peu à peu acquiert le dégré de confiftance que nous leur voyons dans le corps plus avancé en âge : & que ces mêmes parties , c'eft-à-dire , les os, les cartilages, les ligamens, les mufcles, les vaiffeaux fe réduifent en une matiere gé-latineufe par la diffolution. La couleur dif-férente qu'on remarque dans les différen-tes parties folides du corps , vient unique-ment de la quantité différente du fang qui remplit les vaiffeaux qui les arrofent. Les chairs qui font rouges, deviennent blanches, quand on en a enlevé le fang par des lotions réitérées.

Ainfi tout paroît concourir à prouver que la lymphe feule eft le fuc nourricier qui entretient toutes les parties. D'ailleurs cette idée s'accorde parfaitement avec la fimplicité que nous remarquons dans tous les ouvrages de l'Auteur de la Nature, qui, des principes les plus fimples, fçait en former des chofes très-compofées, & qui paroiffent très-différentes à nos yeux. L'expérience de *Vanhelmont* nous prouve que l'eau de pluye feule contient des principes fuffifans pour fournir à la nourriture des différentes parties d'un arbre: je veux dire, fes racines, fon écorce, fon bois, fes feuilles, &c. qui femblent pourtant être affez hétérogenes entre elles. Ce Phyficien planta une branche de faule dans une caiffe remplie de terre. La caiffe étoit fermée par un couvercle de fer percé de plufieurs trous. Cette branche de faule, qui, lorfqu'elle avoit été plantée, ne péfoit que cinq livres, devint en cinq ans de tems un arbre parfait, de la péfanteur de plus de

cent

cent foixante livres, quoique la terre de
la caiffe n'eût perdu que quelques onces
de fon poids, & qu'on ne l'eût arrofée
qu'avec de l'eau de pluye.

Tout le monde connoît la maniere de
faire pouffer des plantes & des fleurs dans
des caraffes remplies d'eau, qu'on met fur
la cheminée pendant l'hyver. L'eau de
pluye, ou le fuc de la terre fuffit non-feulement pour nourrir une plante, mais
même une infinité de plantes différentes dans leurs efpéces. Pourquoi donc ne
pourroit - il pas fe trouver dans la lymphe feule, tout ce qui eft néceffaire pour
former & entretenir toutes les parties du
corps?

Si nous réparons plus que nous ne perdons, le corps reçoit de l'accroiffement :
cela arrive dans l'enfance & dans la jeuneffe, parce que le fuc nourricier eft alors
fort abondant, & que les fibres molles,
& fouples, font fufceptibles d'extenfion &
d'allongemenr. Tant que la réparation n'é-
gale que la perte, il fe fait ce qu'on peut
appeller *Nutrition fimple* : nous ne croif-
fons ni ne décroiffons ; c'eft ce qui s'obferve dans les adultes, en qui les fibres

R

ont acquis par la durée & par les ofcilla-
tions réitérées, un dégré de confiftance
& de roideur, qui ne leur permet plus de
s'étendre &, de s'agrandir. Mais s'il arrive
que nous perdions plus que nous ne réparons, le corps décroît néceffairement :
c'eft ce qu'éprouvent les vieillards. Les fibres en eux font plus defféchées ; elles ont
perdu leur premiere foupleffe. Les petits
vaiffeaux fe refferrent ; ils deviennent
moins perméables : il y en a même qui
s'obliterent ou dont la cavité fe détruit :
c'eft alors qu'on remarque des rides qui
viennent de la féchereffe, & du refferrement des fibres. Les lys & les rofes difpa-
roiffent, parce que le fang & la lymphe
qui les produifoient, ne peuvent plus parvenir jufqu'aux extrémités des vaiffeaux
capillaires de la peau. C'eft par une fuite
de ce même endurciffement de toutes les
parties, que la vivacité des fenfations eft
extrêmement diminuée dans la vieilleffe.
Les vieillards n'entendent plus de fi loin,
& les fons bas font entiérement perdus
pour eux. Leurs yeux n'apperçoivent plus
les objets fins & déliés. Leur goût eft
émouffé ; les alimens ne font plus qu'une

impreffion légere fur leur langue , & fur leur palais. Les odeurs n'en font pas plus fur l'organe de l'odorat. Le tact eft affoibli ; ils ne diftinguent qu'avec peine les inégalités d'un corps , parce que les fibres nerveufes font endurcies ; & qu'il leur faut des impreffions fortes , pour les ébranler.

ARTICLE XVI.

Des Glandes & des Sécrétions.

On entend communément par le mot de *Glande* , un petit corps rond , ou ovale , formé par l'entortillement d'un grand nombre de vaiffeaux de différentes efpéces , deftiné à féparer de la maffe du fang ou de la lymphe , quelque humeur particuliere.

Les Anatomiftes du dernier fiécle ont divifé les Glandes en *conglobées* & en *conglomerées*. Ils ont entendu par Glandes *conglobées* , les Glandes fimples , telles que font celles de la peau , & quelques glandes des inteftins. Ils comprenoient principalement fous ce nom les Glandes lymphatiques , qui font cependant compofées de plufieurs cellules deftinées à fervir d'entrepôts à la lymphe, comme nous l'avons dit en fon lieu. Peut-être fervent-elles auffi à féparer quelque humeur.

Les Glandes appellées *conglomérées*, font celles qui font compofées d'un grand nombre de Glandes fimples ramaffées enfemble. Telles font le pancréas, les parotides, les glandes maxillaires, les amygdales, &c. Nous avons parlé des principales glandes & des humeurs qu'elles féparent, lorfque nous avons donné la defcription des parties où elles fe trouvent. Il nous refte à éxaminer ici la ftructure de la Glande fimple, & à expliquer le méchanifme des fécrétions. Nous nous contenterons d'expofer les fentimens de *Ruyfch*, & de *Malpighy*, fur la ftructure des Glandes.

Le premier prétend avoir découvert, par le moyen des injections, que la glande n'eft qu'un entortillement de vaiffeaux en forme de peloton, fans aucune cavité intermédiaire. *Malpighy* au contraire, veut qu'il y ait une cavité véficuleufe dans le milieu de la glande.

Quoique *Ruyfch*, à l'aide de la macération, & des injections, foit parvenu à
réduire en vaiffeaux des glandes entieres,
il ne s'en fuit pas qu'il n'ait pu y avoir une
cavité qui aura été détruite, lorfqu'on aura injecté les vaiffeaux qui formoient les
parois de la véficule dans l'état naturel.
Ce qui porte à croire qu'il y a une cavité
véficuleufe dans le milieu de la glande,
c'eft qu'en preffant les glandes de la peau
dans certains fujets, on en fait fortir
une quantité d'humeur fébacée, qui ne
pouvoit pas être contenue dans le feul
vaiffeau excrétoire, dont la capacité eft
prefque infenfible.

Si on fuit *Malpighy*, & fi l'on fuppofe
que la glande eft un entortillement de
vaiffeaux avec une cavité : dira-t-on, comme quelques Auteurs, que l'artere, la veine, & le vaiffeau excrétoire, s'ouvrent
dans la véficule; que l'artere y porte le
fang; que l'humeur qui doit y être féparée, enfile le vaiffeau excrétoire, qui eft
en même-tems fécrétoire; & que le refte du
fang eft repris par la veine fanguine, pour
être reporté dans les routes de la circulation? Ou bien admettra-t-on un vaiffeau fé-

crétoire qui fépare de la maſſe du ſang, l'humeur qui doit être portée dans la véſicule, d'où elle ſera repriſe par un vaiſſeau excrétoire ? Cette opinion paroît la plus probable ; & ce que nous avons dit de la matiere ſébacée qu'on fait ſortir des glandes de la peau en les preſſant, ſert à prouver que cette matiere rempliſſoit la véſicule ; & que par conſéquent elle y eſt dépoſée ſeule, & ſéparée du ſang.

Mais quel eſt le méchaniſme de la ſécrétion des humeurs ? Comment une glande ſépare-t-elle conſtamment une humeur particuliere, tandis qu'une autre glande ſépare toujours une autre humeur ? La bile, par éxemple, ſe ſépare dans le foye ; le ſuc pancréatique dans le pancréas ; l'urine dans les reins ; &c. Comment cela ſe fait-il ? Doit-on rapporter ces ſécrétions à la nature, & à la vertu des liquides, ou bien à la diſpoſition des ſolides ? Pluſieurs Auteurs ont ſuppoſé certain ferment fixé dans chaque glande, propre à changer la nature du ſang, & à lui procurer une qualité particuliere. Ainſi dans cette opinion, le ſang qui paſſe par les reins, y rencontre un ferment qui en convertit une partie en urine. Il arrive la même chofe dans le foye , dans les glandes falivaires , &c. Mais eft-il poffible qu'une liqueur croupiffe dans un lieu ouvert à la circulation , fans que le torrent du fang qui marche toujours , l'entraîne avec lui toute entiere? Le fyftême des fermens eft regardé aujourd'hui comme imaginaire & chimérique.

Lorfqu'on a vu qu'il n'étoit pas poffible d'expliquer le méchanifme des fécrétions par les ferments , on a eu recours aux humeurs analogues , & on s'eft fondé fur une expérience connue de tout le monde. Si fur un papier trempé dans de l'eau , on verfe de l'eau & de l'huile , le papier ne laiffera paffer que l'eau. Le contraire arriveroit , fi le papier avoit été trempé dans de l'huile. En fuppofant donc que dans chaque couloir , il y ait une humeur analogue à celle qui doit s'y féparer ; que dans les vaiffeaux fécrétoires du foye , par éxemple , il y ait de la bile , elle déterminera , dit-on , la partie bilieufe du fang, qui s'y préfentera , à enfiler ces vaiffeaux ; au lieu que toutes les autres humeurs en feront exclues. Il ne paroît pas que la compa-

Riv

raifon fur laquelle cette explication eft fondée, puiffe avoir lieu par rapport aux humeurs de notre corps. L'huile & l'eau font immifcibles : ainfi il eft tout naturel que l'eau paffe par un papier imbibé d'eau, à travers lequel l'huile ne paffe pas, puifqu'elle ne fe mêle point à l'eau. Toutes fortes d'huiles qui pourroient fe mêler enfemble, pafferoient à travers un papier imbibé d'une feule de ces huiles. Le vin mêlé avec l'eau, & toute autre liqueur propre à fe mêler avec l'eau, paffera à travers un filtre imbibé d'eau. Par la même raifon toutes nos humeurs, quoique d'une qualité différente, étant mifcibles & vraîment mêlées enfemble, pafferoient aifément toutes par le même couloir, quelque humeur qu'il y eût dans le vaiffeau fécrétoire, s'il n'y avoit rien autre chofe qui en procurât la féparation. D'ailleurs, il faut que ces humeurs qu'on fuppofe dans les filtres ou glandes, fe foient féparées la premiere fois fans le fecours d'humeur analogue : or ce qui eft arrivé une fois, arrivera pareillement mille fois. Ajoûtez à cela, qu'il arrive dans certains cas, par une difpofition vicieufe, qu'une humeur

enfile un couloir qui n'eft pas deftiné naturellement à lui livrer paffage : quand cela
eft une fois arrivé , fi la raifon des humeurs analogues avoit lieu , cette humeur
devroit toujours prendre cette route par
la fuite. C'eft cependant ce qui ne fe voit
point ; il faut par conféquent chercher un
autre méchanifme , & recourir à la difpofition des folides.

Doit-on attribuer la différence des humeurs qui fe féparent dans différens organes à la figure des vaiffeaux fécrétoires ? Cette opinion fe réfute d'elle-même.
Car il eft aifé de comprendre , que des
parties molles , comme font nos vaiffeaux,
ne confervent aucune figure conftante ;
& que nos liqueurs peuvent s'accommoder à toutes fortes de figures. Quand même les vaiffeaux & les humeurs auroient
des figures conftantes , cela n'empêche-
roit pas que des liqueurs d'une infinité
de figures , ne paffaffent par le même orifice , pourvu que le plus grand diametre
de ces parties liquides , fût plus petit
que le diamétre de l'orifice du vaiffeau fécrétoire.

Nous fommes donc portés à croire, qu'il faut rapporter la différence des humeurs au calibre plus ou moins grand des orifices des vaiffeaux fécrétoires. On objectera peut-être, que les liqueurs fines pourront bien par ce moyen fe féparer du refte de la maffe du fang, parce qu'elles pouront feules enfiler des vaiffeaux extrémement fins, deftinés à cet ufage: mais que les humeurs plus groffieres ne fe fépareront point des autres, puifque les plus fines confondues avec elles, prendront la route des mêmes vaiffeaux fécrétoires. La bile, par éxemple, reftera mêlée avec plufieurs autres humeurs plus tenues qu'elle. Cela eft vrai, s'il n'y a pas de moyen d'en féparer ces humeurs. Mais pour cela, il ne s'agit que de fuppofer des vaiffeaux fécrétoires fecondaires, qui partent latéralement des premiers, & qui foient d'un diamétre à ne laiffer paffer que les humeurs plus fines que la bile, fans permettre à la bile de fuivre cette route. Elle reftera alors féparée des autres humeurs, & fera conduite par fes vaiffeaux particuliers au lieu de fa deftination. La bile par ce moyen sera conduite dans les intestins, aussi-bien que le suc pancréatique ; l'urine sera déposée dans le bassinet du rein, pour enfiler les ureteres, &c. Cette maniere d'expliquer le méchanisme des sécrétions, nous paroît la plus naturelle, & la plus dégagée de difficultés.

Il y a lieu de croire que l'éloignement qui se trouve entre l'organe sécrétoire & le cœur ; les plis & replis ; les angles différens que font les vaisseaux ; la vélocité du sang plus ou moins grande, contribuent à disposer les humeurs à la sécrétion. Il seroit trop long de peser toutes ces raisons : peut-être trouvera-t-on que nous nous sommes déja étendus beaucoup sur cet article ; mais la matiere l'éxigeoit ; puisqu'elle a rapport à presque toutes les fonctions.

On doit concevoir sur ce que nous venons de dire, qu'il peut y avoir des organes sécrétoires non glanduleux. Il se sépare dans le péricarde une humeur séreuse, dont il a été parlé ; on ne trouve cependant pas de glandes dans cette membrane. Il fuffit qu'il parte des côtés des arteres lymphatiques , de petits vaiffeaux propres à féparer cette humeur , & à la dépofer dans le péricarde , pour entretenir la foupleffe de cette poche membraneufe. Il en faut dire autant de la féparation de plufieurs autres humeurs.

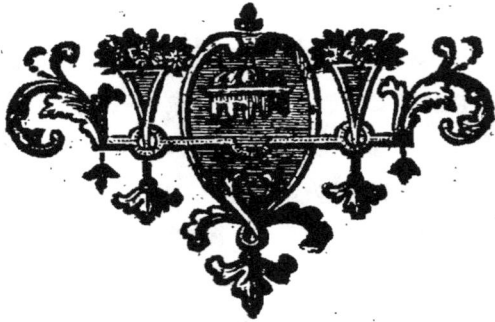

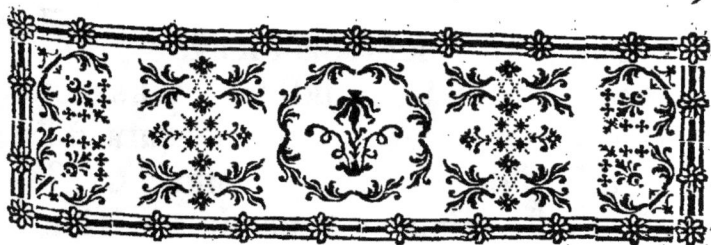

CHAPITRE VI.

DU CERVEAU

ET DE SES ENVELOPPES.

NOUS ferons précéder la description du *Cerveau*, par celle des membranes qui le recouvrent, & qui lui servent d'enveloppes.

Ces membranes, connues des Anatomistes sous le nom de *Menynges*, s'appellent plus communément la *dure-mere*, & la *pie-mere*. La premiere, qui, à cause de son tissu fort & serré, se nomme la *dure-mere*, tapisse intérieurement le crâne, auquel elle est attachée. Cette membrane, qui paroît simple à la vue, est cependant composée de deux lames. La lame intérieure fournit plusieurs productions, ou replis considérables. Nous nous contente-

rons d'en remarquer trois ; fçavoir , un replis fupérieur & longitudinal , qui s'étend
de devant en arriere ; commençant à l'a-
pophyfe de l'os ethmoïde, nommée *Crifta-
Galli* , & fe portant à la partie poftérieure
du crâne , le long de la future fagittale ,
en forme de faulx, qui fépare le cerveau en
deux hémifpheres. La feconde production
eft difpofée tranfverfalement , de façon
qu'elle fépare le cerveau du cervelet. Elle
recouvre celui-ci : c'eft ce qui lui a fait
donner le nom de *tente du cervelet*. Le
troifiéme replis fe porte du milieu de la
tente du cervelet à l'épine de l'os occipi-
pital , & fépare le cervelet en deux portions.

Il y a dans ces duplicatures , de gros
canaux qu'on nomme les *finus de la dure-
mere*. Les plus remarquables , font le longitudinal & les deux latéraux. Le premier
régne le long du replis fagittal ou de la
faulx : & parvenu auprès du cervelet , il
fe partage pour former les deux latéraux ,
fur les côtés de la production latérale ,
c'eft-à-dire, de la tente du cervelet. Ces
canaux reçoivent le fang qui revient par
les veines, des différens endroits des me-

nynges & du cerveau, & le déchargent ensuite dans les veines jugulaires internes avec lesquelles les sinus latéraux communiquent.

La pie-mere, beaucoup plus fine que la dure-mere, est aussi regardée par plusieurs Anatomistes, comme formée de deux lames. Elle recouvre immédiatement le cerveau. La lame interne forme différentes duplicatures qui s'insinuent entre toutes les circonvolutions de ce viscere. La lame externe peut passer pour une membrane particuliere : on lui a donné le nom *d'a-racnhoïde*, parce qu'elle approche d'une toile d'araignée par sa grande finesse.

Ce qu'on nomme vulgairement le *cerveau* ou la *cervelle*, se distingue en trois portions, dont l'une un peu plus molle, qui remplit la plus grande partie du crâne, s'appelle le *cerveau proprement dit* ; une autre portion, un peu plus ferme, qui occupe la partie postérieure & inférieure, se nomme le *cervelet* ; la troisiéme qui est à la partie inférieure du crâne, tire son origine des deux autres : on lui donne le nom de *moëlle allongée*.

Le cerveau est d'une consistance mollaſſe, ſpongieuſe ; de la figure du crâne, dont il remplit la plus grande partie. Il eſt diviſé dans ſa partie ſupérieure en deux hémiſpheres par la faulx. On y remarque deux ſubſtances aiſées à diſtinguer ; l'une griſâtre qui eſt à la partie extérieure, & à laquelle on a donné le nom de *ſubſtance cendrée* à cauſe de ſa couleur, & de *ſubſtance corticale*, par rapport à ſa ſituation : l'autre eſt blanche, un peu plus ferme que la cendrée ; elle s'appelle *ſubſtance médullaire*.

Après avoir enlevé la faulx, ſi on écarte les deux hémiſpheres l'un de l'autre, on apperçoit ce qu'on nomme le *corps calleux*. Cette portion de la ſubſtance médullaire, qui unit inférieurement les deux hémiſpheres enſemble, n'eſt point envelopée de la ſubſtance corticale.

En coupant horiſontalement le cerveau au niveau du corps calleux, on met à découvert deux cavités oblongues, qu'on nomme les *ventricules antérieurs* ou *latéraux*. Ces deux ventricules qui communiquent enſemble poſtérieurement, ſont ſéparés dans leur plus grande étendue par une cloiſon d'une double membrane extrêmement

trêmement fine , & à laquelle on donne
le nom de *feptum lucidum* , à caufe de fa
fineffe & de fa tranfparence. Cette cloifon eft attachée fupérieurement à une production du corps cal eux , qui recouvre
une bonne partie des ventricules , & qui ,
pour cette raifon , & à caufe de fa forme
triangulaire , a reçu le nom de *voûte à trois
pilliers*.

Quand on a renverfé cette efpéce de
voûte , on découvre quatre paires d'éminences ; fçavoir , en allant de devant en
arriere , les corps cannelés ; les couches
des nerfs optiques , & quatre autres éminences , que M. *Winflow* a fort bien nommé *les tubercules quadrijumeaux*.

Les *corps cannelés* tirent leur nom des
cannelures qu'on y remarque , cannelures
qui font l'effet de la fubftance médullaire , & de la fubftance cendrée entre-
mêlées.

Les *couches des nerfs optiques* , ainfi
nommées , parce que les nerfs des yeux y
prennent leur origine , font auffi formées
de la fubftance cendrée & de la fubftance
médullaire.

Les *tubercules quadrijumeaux* , font

S

quatre petites éminences situées derriere les deux paires dont nous venons de
parler.

La *glande pinéale*, si fameuse depuis
Descartes qui en faisoit le siége de l'ame,
est un petit corps de la grosseur d'un pois,
approchant de la figure d'une pomme de
pin, dont elle tire son nom, située sur les
tubercules quadrijumeaux.

Il y a sous les couches des nerfs optiques, une cavité qu'on nomme le *troisiéme
ventricule du cerveau*, qui communique
avec les ventricules antérieurs, avec la *glande pituitaire*, & avec le quatriéme ventricule. Il communique avec les ventricules
antérieurs, au moyen d'une fente qui va
de la partie antérieure du troisiéme ventricule à la partie postérieure des deux autres où ils se joignent ensemble avec la
glande pituitaire par un canal auquel on
a donné le nom d'*entonnoir*, à cause de sa
forme évasée par une extrémité, & étroite par l'autre ; (la glande pituitaire est un
corps spongieux situé sur la selle du turc,
dont elle remplit la capacité). Enfin le troisiéme ventricule communique par une espéce de canal avec le quatriéme qui est

placé entre le cervelet & la moëlle allongée. Ce canal s'appelle l'*aqueduc de Syl-
vius.*

Il y a lieu de croire que la férofité qui
fe fépare de la maffe du fang pour hume-
&er les ventricules, va fe rendre par l'entonnoir à la glande pituitaire, d'où elle
eft reportée dans les routes de la circulation.

Les ventricules antérieurs ; les couches
des nerfs optiques ; la glande pinéale ;
les tubercules quadrijumeaux, & plufieurs
autres parties voifines, font garnies d'une
toile fort fine, parfemée d'arteres & de
veines. On a donné à cette toile le nom de
plexus choroïde.

Le *cervelet* fe divife comme le cerveau
en deux hémifpheres, & chaque hémif-
phere en trois lobes ; mais nous ne décri-
rons point ces lobes, comme nous n'avons
point décrit ceux du cerveau. La fubftance du cervelet eft plus compa&e & plus
ferme que celle du cerveau : & pour peu
qu'on y faffe attention, on fent qu'il fal-
loit que cela fût ainfi. Car les efprits animaux qui fe diftribuent aux organes vitaux, c'eft-à-dire, au cœur & aux pou-

S ij

mons , dont le mouvement perpétuel eſt abſolument néceſſaire à la vie , ont leur ſource dans le cervelet. Si donc le cervelet eût été plus mollaſſe , il eût été par cette raiſon plus ſuſceptible de dérangement. Un léger gonflement des vaiſſeaux ſanguins auroit été capable de cauſer une compreſſion trop forte ſur ce viſcere. La ſécrétion des eſprits animaux y auroit été ſupprimée : ce qui auroit entraîné la perte de la vie.

Le cervelet eſt compoſé auſſi-bien que le cerveau , d'une ſubſtance cendrée , & d'une ſubſtance médullaire. Il part de chaque côté du quatriéme ventricule une eſpéce de tronc médullaire qui ſe diviſe en une infinité de branches dans les couches de la ſubſtance cendrée. En faiſant dans le cervelet une ſection verticale , on y apperçoit ces ramifications nombreuſes qu'on a nommées l'*arbre de vie*.

La réunion de la ſubſtance médullaire du cerveau , & du cervelet, à la baſe du crâne , forme ce qu'on appelle *la moëlle allongée* , qui s'étend juſqu'au grand trou occipital.

La *Moëlle* qui remplit le canal des ver-

tebres depuis le grand trou occipital, juſqu'à la partie inférieure de l'os ſacrum,
n'eſt pas une ſimple continuation de la
moëlle allongée : car il n'entre dans la
compoſition de celle-ci que la ſubſtance
médullaire ; au lieu que la moëlle de l'é-
pine eſt compoſée d'une ſubſtance médullaire & d'une ſubſtance cendrée, dont la
cendrée occupe l'axe.

Je n'ai point parlé de pluſieurs éminences médullaires, telles que ſont les *pédun-*
cules du cerveau & *du cervelet, le pont de*
Varole, les corps olivaires, & les corps
pyramidaux. Ces détails qui devroient néceſſairement entrer dans un Traité d'Anatomie complet, ſeroient aſſez inutiles
dans celui-ci, où nous nous ſommes pro-
poſé de donner des notions éxactes, mais
non pas d'épuiſer la matiere.

Les Nerfs.

Les *Nerfs* ſont des cordons blanchâtres, de différente groſſeur, qui tirent
leur origine de la moëlle allongée, & de
la moëlle de l'épine.

On compte quarante paires de nerf ; fçavoir, dix de la moëlle allongée, & tren-te de la moëlle de l'épine.

En enlevant doucement le cerveau de la bafe du crâne, on trouve les dix pre-mieres paires de nerfs dans l'ordre fui-vant, en commençant par la partie anté-rieure.

1. Les *nerfs olfactifs*, c'eft-à-dire, ceux qui vont fe diftribuer à la membrane pitui-l'organe de l'odorat.

2. Les *nerfs optiques*, qui vont aux yeux, & reçoivent les impreffions des objets vifibles.

3. Les *nerfs moteurs des yeux*, ainfi nommés, parce que chacun de ces nerfs va fe rendre aux mufcles qui font mouvoir le globe de l'œil.

4. Les *nerfs pathétiques* qui vont aux mufcles obliques fupérieurs des yeux, dont le mouvement contribue à faire con-noître certaines paffions de l'ame.

5. Les *nerfs maxillaires* qui fe diftribuent aux machoires.

6. Les *abducteurs* dont chacun va à un mufcle de l'œil appellé de ce nom, parce

qu'il fert à tirer le globe du côté oppofé au nez.

7. Les *nerfs auditifs*, qui fe répandent dans l'organe de l'ouïe.

8. La *paire-vague*, qui tire fon nom du grand nombre de parties auxquelles elle fe diftribue , tant dans la poitrine que dans le bas-ventre.

9. Les *nerfs guftatifs* , qui vont à la langue qui eft l'organe du goût.

10. Les *nerfs* qui fe diftribuent aux mufcles de la tête & du col.

On a compofé dix vers françois qui expriment affez bien l'ordre & l'ufage de ces dix paires de nerfs. Nous les rapportons ici, comme étant propres à fixer la mémoire. Il faut fe fouvenir qu'il s'agit de paires de nerfs.

Le plaifir des parfums nous vient de la premiere.
La feconde nous fait jouïr de la lumiere.
La troifiéme à nos yeux donne le mouvement.
La quatriéme inftruit des fecrets des amans.
La cinquiéme parcourt l'une & l'autre machoire.
La fixiéme dépeint le mepris & la gloire.
La feptiéme connoît les fons & les accords.
La huitiéme au dedans fait jouer cent refforts.
La neuviéme au difcours tient notre langue prête.
La dix iéme enfin meut le col & la tête.

Il y a, comme nous l'avons déja dit, trente paires de nerfs vertebraux. Ces nerfs font ainfi nommés, parce qu'ils viennent de la moële enfermée dans les vertebres. Immédiatement après leur fortie des vertebres, ils ont une petite tumeur, de figure olivaire, qu'on appelle *ganglion*. Ces tumeurs ou *ganglions*, que quelques Auteurs ont regardé comme de petits cerveaux, ne font peut-être qu'un ligament fort, qui affermit l'union de plufieurs nerfs en un feul faifceau, pour empêcher leur écartement; à peu près comme la foude dont on fe fert pour fortifier un canal de plomb, à l'endroit où il fe divife en plufieurs branches. Les nerfs de la moële allongée, ont auffi leurs ganglions.

Les *nerfs vertebraux* fe diftribuent prinpalement aux parties extérieures du tronc & aux extrémités. On les diftingue communément en paires cervicales, dorfales, lombaires, & facrées. Les *paires cervicales* qui fortent des vertebres du col, font au nombre de fept. Les *dorfales*, ou des vertebres du dos, au nombre de douze. Les *lombaires*, ou des vertebres des lombes , au nombre de cinq. Les *facrées* , ou de l'os facrum , au nombre de cinq. Outre les nerfs dont nous venons de parler , il y en a encore un très-confidérable : on le nomme le *grand nerf fympathique* , & plus communément le *nerf intercoftal*. Une partie de ce nerf tire fon origine de la moëlle des vertebres du col , d'où elle remonte par le grand trou occipital , pour aller s'unir à des filets de nerfs de la moëlle allongée , & former un tronc qui defcend latéralement le long du corps des vertebres , jettant des branches en une infinité d'endroits , dans la poitrine & dans le bas – ventre. Ces branches auffi-bien que celles de la huitiéme paire , forment divers entrelacemens , qui prennent des noms différens , par rapport à leur forme , & par rapport aux vifceres auprès defquels ils fe trouvent. Ces entrelacemens fe nomment en général *plexus* ; comme *plexus femilunaire* ; *plexus cardiaque* ; *plexus pulmonaire* ; *hépatique* ; *ftomachique* , *&c.*

Il ne nous eft pas poffible de fuivre ces nerfs dans toutes leurs diftributions. Pour y suppléer, nous avons pris la précaution, en parlant des principaux visceres, de faire remarquer les nerfs qui s'y distribuent.

Après avoir exposé en peu de mots, l'origine, le nombre, & la distribution générale des nerfs, il faut parler de leur nature & de leurs usages.

Le *nerf* est un corps blanc, de figure cylindrique, souple, élastique, revêtu de la dure-mere & de la pie-mere, destiné à porter aux parties le principe du mouvement, & du sentiment. Quelques Physiciens regardent un tronc de nerfs, comme un cordon solide, qui se divise en une infinité de petits filets propres à transmettre le sentiment, ou les impressions faites sur une partie quelconque, jusqu'au cerveau ; & à communiquer le principe du mouvement aux muscles. D'autres regardenr ce tronc comme un canal, qui se divise en plusieurs petits canaux. Enfin il y en a qui prétendent que ce tronc est un faisceau d'un grand nombre de canaux distingués les uns des autres, depuis le cerveau, d'où ils partent, jusqu'aux parties où ils vont fe terminer. Cette derniere hypothefe nous paroît la plus propre à rendre raifon des phénoménes de l'œconomie animale.

Les nerfs font revêtus de la dure-mere & de la pie-mere. Non feulement le tronc d'un nerf eft recouvert de ces membranes, mais chaque petit canal qui concourt à former le faifceau, a auffi fon enveloppe particuliere. C'eft de-là que vient principalement l'élafticité des nerfs.

C'eft par le moyen de ces canaux que s'entretient entre l'ame & le corps un commerce réciproque que nous fentons bien mieux que nous ne pouvons l'expliquer.

Il eft très-probable qu'il fe fépare de la maffe du fang dans la fubftance cendrée du cerveau, un liquide extrêmement fubtile qui eft porté par des canaux imperceptibles de la fubftance médullaire, là la moëlle allongée, où il enfile les nerfs qui en partent. Il doit par la même raifon fe féparer des efprits animaux dans la fubftance cendrée de la moëlle épiniere. Cette fubftance cendrée eft au centre de la moëlle de l'épine. De-là les efprits font portés à la fubftance médullaire qui eft à l'extérieur , d'où partent les nerfs vertebraux.

Quand on réfléchit fur ce qui fe paffe au dedans de nous-mêmes , rien ne paroît plus admirable & en même-tems plus incompréhenfible que l'action réciproque du corps fur l'ame & de l'ame fur le corps. A la volonté de l'ame le corps éxécute différens mouvemens , & l'ame eft avertie de la moindre impreffion faite fur le corps. Comment peut-il fe faire qu'une fubftance fpirituelle , & qui n'a par conféquent point d'érendue , ait de l'action fur un être étendu , & que cet être étendu agiffe à fon tour fur une fubftance non étendue. Les anciens Philofophes penfoient que le corps agiffoit proprement & réellement fur l'ame , & que l'ame agiffoit de la même maniere fur le corps. Mais *Defcartes* , qu'on doit regarder comme l'Auteur de la bonne Philofophie, a remarqué qu'il n'étoit pas poffible que deux êtres d'une nature auffi différente que le font le corps & l'ame , euffent une action réciproque & immédiate l'un fur l'autre : & il a cru que Dieu étoit la caufe immédiate de tous les mouvemens du corps , comme de toutes les penfées de l'ame : que les impreffions faites sur le corps, une piquure, par éxemple, n'étoient que l'occasion de la pensée qui s'excitoit dans l'ame, comme la volonté n'étoit que l'occasion des mouvemens du corps : c'est-à-dire, qu'à l'occasion d'une telle impression faite sur le corps, Dieu excitoit à l'instant un tel sentiment, ou une telle pensée dans l'ame ; & qu'à l'occasion d'une telle volonté de notre ame, Dieu excitoit au même moment dans le corps, un mouvement qui y répondoit.

M. *Leibnitz* peu content de l'opinion de *Descartes*, a eu recours à une autre hypothése. Il a supposé entre le corps & l'ame qui sont unis, une *harmonie préétablie*. Ce systême entraîne avec lui de grandes difficultés.

Quoi qu'il en soit de la maniere dont le corps & l'ame agissent l'un sur l'autre, il est indubitable que cette action récipropre s'éxerce dans le cerveau, où l'ame semble résider comme dans son domicile. C'est ce qui paroît clairement par le trouble qui arrive à ce commerce, lorsque le cerveau est mal affecté. Les nerfs sont nécessaires pour l'exercice de cette communication entre le corps & l'ame. Une preu-

ve fenfible de cette vérité, c'eſt que ſi le
nerf qui ſe diſtribue à une partie, au bras
par éxemple, ſe trouve comprimé, lié,
coupé, ou corrompu, le bras reſte ſans
mouvement & ſans ſentiment. En vain
l'ame veut-elle le mouvoir, il reſte dans
l'inaction. Qu'on pique, qu'on coupe,
qu'on brûle même telle partie qu'on vou-
dra de ce bras, l'ame n'en ſera point avertie ; c'eſt-à-dire, n'en reſſentira aucune
douleur. Mais en quoi conſiſte l'action des
nerfs dans ce commerce réciproque entre
l'ame & le corps ? Quelques Auteurs ont
prétendu que ce commerce s'éxerçoit par
la vibration des nerfs : qu'en piquant, un
doigt, par éxemple, il s'excitoit dans le
nerf de ce doigt une vibration qui ſe tranf-
mettoit juſqu'à certaines fibres du cerveau,
dont l'ébranlement avertiſſoit l'ame de ce
qui ſe paſſoit dans le doigt. Mais comment
la vibration pouroit-elle s'étendre & ſe
communiquer juſqu'au cerveau, par le
moyen d'un nerf qui n'eſt point tendu, &
qui paſſe entre des parties lâches & molles
capables d'arrêter bien vite cette vibration ?

D'ailleurs, comme les nerfs des cinq
doigts de la main partent d'un ſeul tronc

ou d'un seul faisceau, recouvert d'une enveloppe commune, une piquûre faite au poulce, ne pouroit exciter dans le nerf qui y répond, une vibration capable d'être transmise jusqu'au cerveau, sans que cette vibration se communiquât à tout le faisceau où ce nerf est renfermé. De-là naîtroit infailliblement une confusion perpétuelle, & une multiplicité de sensations. L'ame devroit alors être affectée, comme si on avoit piqué les cinq doigts de la main, tandis qu'un seul auroit éprouvé la piquûre. Ce que nous venons de dire de cette confusion par rapport à l'action du corps sur l'ame, peut aisément s'appliquer à ce qui regarde l'action de l'ame sur le corps.

Ces phénoménes s'expliquent plus aisément, en supposant que les nerfs sont des canaux qui contiennent un liquide subtile qu'on appelle *esprit animal*, ou *suc nerveux*. Il faut concevoir qu'un tronc de nerfs, est un faisccau d'un grand nombre de petits canaux nerveux, distingués les uns des autres depuis leur origine jusqu'aux parties auxquelles ils se distribuent : que chaque canal est éxactement rempli d'un

liquide fubtile , qui forme une colomne
continue dans toute la longueur du canal.
Pour peu qu'il entre de nouveau liquide
dans ce canal à fon origine, à l'occafion
d'un acte de la volonté , il s'excitera un
mouvement dans la colomne qui fe conti-
nuera jufqu'à l'extrémité du canal , & par
ce moyen le mouvement de la partie fuivra
fur le champ l'acte de la volonté. Pareillement la moindre impreffion faite fur une
partie, fur un doigt , par éxemple , caufera
un reflux des efprits animaux, reflux dont
l'effet fe fera fentir fur le champ jufqu'à
l'origine du nerf ; parce que la colomne
du fuc nerveux eft continue , & remplit
tout le canal. Ainfi dans l'inftant même
de l'impreffion extérieure , quelque fibre
du cerveau fera ébranlée , & à l'occafion
de fon ébranlement plus ou moins fort ,
l'ame aura un fentiment plus ou moins vif.
Si l'impreffion faite fur le doigt n'eft qu'un
chatouillement , le fentiment fera agréable; au lieu qu'il fera difgracieux , fi c'eft
une piquûre , une coupure , ou une compreffion forte.

Vainement objecteroit-on que la cavité
des nerfs & le liquide qui la parcourt , ne
tombent

tombent point fous les fens. Car fi on jette les yeux fur les racines, le tronc & les branches d'un arbre coupé en travers ; qu'on n'en voie point découler un fuc fenfible ; & qu'on n'y découvre point de canaux propres à conduire un liquide, on ne fera pas fondé pour cela à nier qu'il y ait un fuc qui parcourt ces différentes parties, & qui fert à leur nourriture & à leur accroiffement. On fent l'application qu'il eft aifé de faire de cet éxemple aux nerfs & au liquide dont nous les fuppofons remplis.

Nous ne nous arrêterons pas à réfuter les autres objections contre l'éxiftence des efprits animaux. Nous l'admettons comme une opinion hypothétique, qui a beaucoup de vraifemblance. En effet, y a-t-il apparence qu'il fe porte au cerveau une auffi grande quantité de fang que celle qui y eft conduite par les arteres carotides & par les vertebrales, qui font très-confidérables, & qu'il ne fe fépare aucune liqueur de la maffe du fang dans cet organe, tandis qu'il fe fait une fécrétion de quelque humeur dans tous les autres vif-

T

ceres ? Il est à présumer qu'il s'y fait une sécrétion d'esprits animaux qui se distribuent dans tout le corps par le moyen des canaux nerveux.

Ce qui fournit encore une preuve de cette opinion, c'est que l'homme, qui, à cause des opérations de l'ame, doit nécessairement beaucoup plus dépenser, ou dissiper de ce liquide, que les autres animaux, a aussi beaucoup plus de cervelle. On trouve qu'il en a quatre fois plus que le bœuf & que l'éléphant. Si à toutes ces raisons on ajoûte, qu'il est plus facile d'expliquer les différens phénoménes de l'œconomie animale avec le secours des esprits animaux, que par le moyen des vibrations, on conviendra que le systême qui les admet est au moins très-plausible.

C'est une expérience certaine, que des personnes à qui l'on a coupé un bras, ou une jambe, se plaignent quelquefois de ressentir de la douleur dans ces mêmes parties qui ne subsistent plus. Ce fait, quoique singulier, peut s'expliquer aisément. C'est par le reflux du liquide nerveux vers le cerveau, que l'ame est avertie qu'il se fait telle impression sur un tel membre. Lorsqu'on pique la main, ce n'est pas la main qui souffre ; c'est l'ame, & l'ame n'est avertie de cette piquure, que parce qu'il se fait un reflux du suc nerveux jusqu'au cerveau par le moyen du nerf qui se répand à la main. C'est donc la piquure de ce nerf qui excite l'ébranlement de certaines fibres du cerveau ; ébranlement qui occasionne un sentiment dans l'ame. Il s'ensuit de-là, que toutes les fois qu'il se fera un reflux d'esprits animaux par ce nerf, ou un ébranlement dans les fibres qui y répondent, il y a aura un certain sentiment déterminé dans l'ame. Or lorsque le bras, ou du moins l'avant-bras, est coupé, le nerf de la main est véritablement coupé avec les autres parties. Mais quoique ce nerf n'aille plus que jusqu'au milieu du bras, il peut être irrité dans cet endroit, ou plus haut, par quelque cause extérieure ou intérieure, de la même maniere que lorsqu'il alloit jusqu'à la main ; & alors il se fera un reflux du liquide nerveux qui excitera un pareil ébranlement dans les mêmes fibres du cerveau, & qui par conséquent occasionnera le même sentiment dans l'ame : de sorte que sans avoir de main, on se plaindra de ressentir de la douleur à la main.

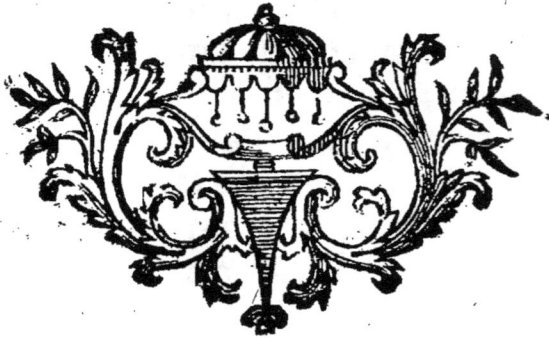

CHAPITRE VII.

DES SENS.

PAr le mot de *fens*, on entend non-
seulement la senfation que nous éprouvons dans l'ame à l'occafion de certaines
impreffions faites fur le corps, mais encore
l'organe qui eft deftiné à faire naître cette
fenfation.

On ne compte communément que cinq
fens ; mais fi l'on veut y faire attention,
on reconnoîtra fans peine, qu'il faut en
admettre un plus grand nombre. La faim
& la foif font des fenfations, qui ont chacune leur organe. La douleur a le fien,
qui eft répandu dans toutes les parties qui
ont de la fenfibilité. Cependant nous ne
parlerons ici que des cinq qu'on nomme
fens extérieurs. Ce font le *tact*, le *goût*, l'o-
dorat, la *vue*, & l'ouïe.

Chaque organe des sens a une structure particuliere qui le rend propre à recevoir certaines impreſſions, dont il eſt ſeul ſuſceptible, & qu'il tranſmet au cerveau par le moyen des nerfs. Ainſi il n'y a que les yeux qui ſoient affectés par les rayons de la lumiere. Les oreilles ſeules entendent le bruit des corps ſonores. Les ſaveurs ne ſe font ſentir que ſur la langue & le palais, où réſide l'organe du goût. Les odeurs ne ſont tranſmiſes à l'ame que par le moyen de la membrane pituitaire qui tapiſſe intérieurement le nez. L'organe du tact eſt formé par les papilles nerveuſes de la peau.

Les objets extérieurs agiſſent ſur les organes des ſens, ou par eux-mêmes, en les frappant immédiatement, comme cela arrive par rapport aux organes du tact & du goût ; ou par le moyen des corpuſcules qui en émanent, & qui vont frapper l'organe, comme dans l'odorat ; ou enfin, par le moyen d'un fluide intermédiaire, qui reçoit l'impreſſion de l'objet extérieur & la communique à l'organe : c'eſt ainſi que nous recevons l'impreſſion du ſon & de la lumiere.

Quoique les organes du tact, du goût, & de l'odorat aient chacun leur structure propre, & que les sentimens qui nous viennent par le moyen de l'un, ne puissent nous venir par le moyen des deux autres; il y a pourtant entre eux un rapport bien marqué. C'est que les corps qui les affectent, le font à peu près de la même maniere, c'est-à-dire, qu'ils ébranlent par leurs masses & leurs figures, les houpes nerveuses, dont ces organes sont composés. Ces papilles ou houpes nerveuses, dont nous avons parlé à l'article de la peau, sont plus fermes que celles de la langue; & celles de la langue le sont plus que celles de la membrane pituitaire. Aussi les particules odoriférantes qui viennent frapper l'organe de l'odorat, sont-elles beaucoup plus fines & plus déliées que les sels qui affectent les houpes de la langue, comme les parties salines qui font impression sur la langue, sont plus fines que les corps qui doivent affecter l'organe du tact.

Ce n'est pas ainsi que les corps sonores & les corps lumineux & colorés, agissent sur les organes de l'ouïe, & de la vision:

auffi n'y remarque-t-on pas les papilles nerveufes qui fe trouvent dans les trois autres
organes. Regardera-t-on comme l'ouvrage
du hazard, c'eft-à-dire, d'une caufe aveu-
gle, cette parfaite correfpondance qui régne entre les organes des fens, & les objets qui doivent les affecter ?

ARTICLE I.

Le Tact.

Le Tact eft la faculté que nous avons
de diftinguer certaines qualités des corps
au toucher. On peut dire en un fens que
l'organe du tact s'étend par-tout où il y a
des parties fenfibles ; c'eft-à-dire, qu'il
eft répandu non-feulement dans la peau,
mais encore dans toutes les parties du
corps ; foit membraneufes, foit mufculeufes, foit ligamenteufes, où il fe trouve
des nerfs propres à recevoir quelque impreffion, & à la tranfmettre au cerveau.
Cependant on entend communément, &
l'on doit entendre par l'organe du tact
les papilles ou houpes pyramidales de la
peau, par le moyen defquelles nous diftin-

guons plufieurs qualités fenfibles des corps.
Cet organe eft plus délicat dans les parties où les houpes nerveufes font plus remarquables : comme à la plante des pieds,
à la paulme de la main, & au bout des
doigts.

Parmi les qualités qui tombent fous le
fens du tact, il y en a qui appartiennent
aux corps extérieurs, telles que font la
féchereffe & l'humidité ; la folidité & la
fluidité ; la dureté & la molleffe ; la ru-
deffe & le poli. Il y en a d'autres qui appartiennent à notre ame, comme le chaud
& le froid, qui font excités en nous par le
développement & l'action de la matiere
de feu qui réfide dans les corps que nous
touchons, ou par le refferrement & l'inaction de cette même matiere. Si je touche
un fer chaud, j'éprouve auffi-tôt un fentiment que j'appelle *chaleur*. Si au contraire, je prends dans ma main un morceau
de glace, j'éprouve un autre fentiment,
auquel on donne le nom de *froid*. Ces
deux fentimens font des affections de l'a-
me, & il ne peut certainement y avoir rien
de femblable dans les corps qui les font
naître.

Pour faire entendre comment ces deux sentimens sont excités en nous, je suppose que je plonge ma main dans un vase plein d'eau. Si la matiere ignée que renferme cette eau est abondante & dans une agitation considérable, un certain nombre des particules ignées passeront de l'eau dans ma main, y changeront l'état des nerfs : ce changement se transmettra sur le champ jusqu'au cerveau, où, s'il est permis de parler de la sorte, l'ame a son siége & comme son domicile ; & de cette impression il résultera un sentiment de chaleur. Mais si l'eau se trouve dans un dégré de chaleur moindre que celui de ma main ; alors il arrivera tout le contraire de ce que nous venons de voir. Une certaine quantité des particules ignées se détacheront de ma main, & passeront dans l'eau : le changement que les nerfs éprouveront, sera tout opposé à celui qu'ils ont éprouvé dans le premier cas ; & ce changement transmis au cerveau, l'ame en sera avertie par un sentiment de froid.

Ce qui arrive lorsqu'on fait fondre de la chaux vive dans de l'eau, fournit une preuve sensible, que c'est dans le développement plus ou moins grand des parties ignées, qu'il faut chercher la cause du chaud & du froid considerés comme sensations. Cette pierre, qui est devenue chaux par l'action du feu, renferme dans son sein une grande quantité de particules ignées qui y sont retenues comme dans une espéce de prison. L'eau dégage ces parties, en s'insinuant dans les pores de la pierre; & dès quelles sont en liberté, elles communiquent à l'eau, non la chaleur qui est un sentiment, mais ce qui est nécessaire pour exciter la chaleur. De même si on jette un morceau de glace dans de l'eau chaude, elle se fondra, & l'eau perdra une partie de sa chaleur. L'eau deviendroit même froide, si on avoit employé beaucoup de glace pour une petite quantité d'eau; parce que les particules de la matiere ignée se trouvant alors répandues dans un grand volume, ne pouroient plus faire sentir leur action.

Il est aisé d'expliquer par les mêmes principes, pourquoi la même eau paroît quelquefois froide à une personne, pendant qu'une autre la trouve chaude. Cela dépend du dégré de chaleur des mains, comparé à celui de l'eau dans laquelle on les plonge.

Bien des perfonnes s'imaginent que les caves font plus chaudes en hyver qu'en été: cependant il y a des expériences certaines qui démontrent le contraire. L'efprit-de-vin, par éxemple, monte plus haut dans le Thermometre pendant l'été, que dans l'hyver au fond des caves de l'Obfervatoire, qui ont plus de 80 pieds de profondeur. Mais quand on y defcend pendant l'été, on paffe tout d'un coup d'un air fort chaud dans un autre, où la matiere ignée eft bien moins développée; on doit par conféquent y fentir un air froid qui affecte davantage que celui qu'on y éprouve en hyver. L'huile d'olives qui refte figée dans la plûpart des caves en hyver, s'y liquefie pendant l'été.

Il n'eft pas néceffaire de s'étendre beaucoup, pour expliquer comment on diftingue par le tact les corps durs & folides, d'avec les corps mous & liquides. Cela vient uniquement de la réfiftance plus ou moins grande que nous trouvons dans ces corps lorfque nous les touchons. Si leurs parties font liées & unies entre elles, de

façon qu'elles ne cédent point à la compreſſion , nous diſons qu'ils ſont durs &
ſolides. Si au contraire , un corps ne fait
qu'une légere réſiſtance, & céde aiſément
à la compreſſion , nous diſons qu'il eſt mol;
& nous appellons liquides ceux dont les
parties ſe ſéparent dès qu'on les touche.

Il n'y a point de corps ſur leſquels on n'ap-
perçoive beaucoup d'inégalités à l'aide du
microſcope. Il y en a cependant que nous
nommons polis , parce que nous en jugeons alors par comparaiſon avec d'autres
que nous appellons raboteux. Quand en
portant la main ſur un corps , nous ſen-
tons que tous les points de ſa ſurface preſſent également tous les points de la main
qui y eſt appliquée, nous jugeons ce corps
poli. Nous jugeons au contraire , qu'il eſt
inégal & raboteux , quand la compreſſion ne ſe fait ſentir qu'à certains points
de la main, tandis que les autres en ſont
éxempts.

L'organe du tact , comme celui des autres ſens , n'eſt pas le même dans toutes
ſortes de perſonnes. Il y en a qui l'ont bien
plus délicat que d'autres. Il faut que cela
ſoit ainſi , puiſqu'on parle d'aveugles qui

ont diſtingué les couleurs par le tact ſeul.
Je crois cependant qu'il faut être réſervé à
admettre des faits de cette nature.

ARTICLE II.

Le Goût.

Le *Goût* eſt le ſentiment par lequel
nous diſtinguons la ſaveur des alimens que
nous prenons. Les mammelons ou houpes
nerveuſes de la langue, du palais & du
goſier conſtituent l'organe du goût. Quelques Auteurs ont cru que les ſeules papilles de la langue formoient cet organe. Il
ne faut pas de grands raiſonnemens pour
détruire cette opinion, puiſque chacun
peut s'aſſûrer par ſon propre ſentiment,
que le palais & le goſier en ſont le ſiége,
comme la langue. Qu'on aſſujétiſſe avec le
doigt, ou de quelque autre maniere que
ce ſoit, un petit morceau de ſucre contre
le palais, on diſtinguera ſa ſaveur comme
ſi on l'avoit mis ſur la langue.

La langue & le palais reçoivent leurs
arteres des carotides externes. Leurs veines reportent le ſang aux jugulaires ex-

ternes. Les nerfs qui contribuent à former les houpes nerveuſes, ſont fournis par la cinquiéme ou neuviéme paire. Ces papilles, comme celles qui forment l'organe du tact, ſont recouvertes de la ſurpeau: ſans cela les alimens, de la ſaveur même la plus douce, ſeroient capables d'exciter en nous des ſenſations très - diſgracieuſes; c'eſt ce que nous éprouvons, quand il y a quelque excoriation à la langue ou au palais, pour avoir bu ou mangé trop chaud.

Les houpes pyramidales qui ſont l'organe du goût, ſont plus ſouples & plus délicatement recouvertes que celles de l'organe du tact. Mais il faut outre cela y reconnoître une ſtructure particuliere qui les rend propres à recevoir & à tranſmettre à l'ame les impreſſions des corps ſavoureux. Si on verſoit ſur les mammelons de la peau les plus mous & les plus ſouples, un corps ſavoureux, quand même il ſeroit fondu dans la ſalive, il n'exciteroit jamais le ſentiment du goût. Et pourquoi cela? Ce ſont-là de ces ſecrets qui, comme une infinité d'autres choſes dans la nature, ſeront probablement toujours des myſteres pour nous. Dieu ſeul, qui a a créé l'organe, connoît la maniere dont il éxécute les fonctions auxquelles il l'a deftiné.

Une chofe qui nous eft plus connue, c'eft la partie des alimens qui leur donne la faveur. Les alimens, foit qu'ils foient tirés des végétaux, foit qu'ils viennent des animaux, fourniffent dans leur dé-compofition de l'air, de l'eau, de l'hui-le, du fel, & de la terre. De ces différen-tes parties qui compofent les mixtes, il n'y a que le fel qui leur donne la faveur. Les alimens font plus ou moins favoureux, fuivant qu'ils contiennent plus ou moins de fel. Quand l'eau, l'air, la terre & l'huile font dépourvus de ce principe, ils font infipides. Il faut cependant remar-quer que, quoique ces parties ne foient pas favoureufes par elles-mêmes, elles mo-difient & changent la qualité des faveurs par leurs combinaifons avec le fel. Les fruits, par éxemple, prennent différentes faveurs, à mefure qu'ils paffent par diffé-rens états, en avançant vers leur maturité. Or ces faveurs fi différentes ne viennent que des nouvelles combinaifons que les fels éprouvent avec la terre, l'eau, &c.

Il

Il en faut dire autant du moût, du vin, & du vinaigre. La fermentation qui change les combinaisons de ce liquide, change la saveur à un tel point, qu'il en en résulte des liqueurs qui ne paroissent avoir aucun rapport entre elles, quant au goût.

La diversité des saveurs ne vient pas seulement des combinaisons différentes des principes dont nous venons de parler ; elle dépend encore de la disposition de l'organe. C'est ce qui fait que de deux personnes, l'une recherche quelquefois, & mange avec plaisir tel aliment, que l'autre rejette comme disgracieux. Les sels ne faisant sentir leurs saveurs, qu'autant qu'ils sont dissous, la salive sert à dissoudre les parties salines des alimens solides, & les met par-là en état de pénétrer la membrane qui enveloppe la langue, & de communiquer aux houpes nerveuses les ébranlemens propres à produire le sentiment du goût.

L'usage du goût est de nous faire discerner les corps qui sont propres à nous nourrir d'avec ceux qui nous seroient nuisibles. C'est par son moyen que les pre-

V

miers hommes fe font déterminés à choifir certains fruits pour leurs alimens, & à en rejetter d'autres.

Article III.

L'Odorat.

L'*Odorat* eft la faculté que nous avons de fentir les odeurs. L'organe de l'odorat a fon fiége dans le nez. Il ne confifte pas feulement dans la partie que tout le monde connoît fous le nom de *nez* ; il a beaucoup plus d'étendue en dedans qu'en dehors. Il faut le diftinguer en deux parties ; fçavoir, en partie externe ou apparente, dont il n'y a perfonne qui ne connoiffe la fituation & la figure, & en partie interne. La partie externe qui eft recouverte de la peau, de graiffe & de plufieurs mufcles, comme le refte du corps, eft compofée d'os & de cartilages. Les os font la portion fupérieure, & les cartilages l'inférieure. On fçait que cette partie eft féparée en deux narines par une cloifon en partie offeufe, & en partie cartilagineufe. Nous avons parlé de ces os & de leurs connexions dans l'Oſtéologie.

Quant à la partie interne du nez , outre les os ſpongieux , autrement appellés les *cornets du nez* , qui ſont à la région ſupérieure & antérieure des narines ,
il y a ſix cavités , qu'on nomme *ſinus* ,
trois de chaque côté : ſçavoir , les *ſinus*
maxillaires , qui ſont dans l'épaiſſeur des
os de la machoire ſupérieure ; les *ſinus*
frontaux , qui ſont placés à la partie inférieure de l'os coronal , ſous les ſourcils ;
enfin les *ſinus ſphénoïdaux* , qui ſont dans
le corps de l'os ſphénoïde , ſous la ſelle
du Turc. Ces cavités oſſeuſes ont été
décrites lorſque nous avons parlé des os
de la tête. Elles ont des ouvertures par
leſquelles elles communiquent avec les narines. Le nez communique auſſi avec la
bouche , le goſier , & la trachée artere ,
par derriere le voile du palais.

Toutes ces parties , c'eſt-à-dire , l'intérieur des narines , les lames des os ſpongieux , & les ſix ſinus , ſont garnies , ou
tapiſſées d'une membrane qu'on appelle la
membrane pituitaire. Elle eſt parſemée de
mammelons fort fins , & arroſée par des

arteres qui viennent des carotides externes. Ses veines vont fe rendre dans les jugulaires. La premiere paire de nerfs qui
fort du crâne par les trous de l'os cribleux,
s'y diftribué.

Il fe fépare de la maffe du fang dans
cette membrane, par voie de fécrétion ordinaire, une humeur qui fert à l'entretenir
dans la molleffe, l'humidité & la foupleffe.

L'air que nous refpirons, entraîne la
partie la plus féreufe & la plus fine de cette
humeur. Le refte qui s'y épaiffit par le fé-
jour, eft ce qu'on rejette du nez en mouchant, ou avec les crachats lorfqu'on l'at-
tire dans la bouche.

Après l'expofé que nous venons de faire de toutes les parties du nez, il eft aifé
de comprendre que l'organe de l'odorat
eft dans la membrane pituitaire, ou plûtôt dans la premiere paire de nerfs qui s'y
diftribue. Les corps odoriférans répandent autour d'eux une efpéce d'atmofphe-
re de particules fubtiles, & affez légeres
pour être foutenues dans l'air. Quand nous
refpirons, ces particules odoriférantes entrent dans le nez avec l'air que nous atti-

rons : elles frappent les ramifications de
nerfs dont la membrane pituitaire est par-
semée : elles y communiquent une impression qui se transmet sur le champ au cerveau, & occasionne dans l'ame le sentiment que nous nommons l'*odorat*. Ces particules qui émanent des corps odoriférans,
sont composées principalement de parties
sulfureuses ou huileuses, aiguisées de
quelques sels. Les huiles essentielles des
plantes en sont les parties les plus odoriférantes. Plus les particules sulfureuses &
salines sont fines & bien mêlées, plus l'o-
deur qu'elles excitent doit être suave.
Plus au contraire elles sont grossieres, plus
l'odeur est désagréable.

Il n'est pas nécessaire d'avertir que l'odorat, comme le goût, est susceptible de varié-
tés infinies, tant par rapport à la composi-
tion des particules odoriférantes, que par
rapport à la disposition de l'organe. En général les hommes s'accordent sur les odeurs.
Il faut cependant convenir qu'il arrive quelquefois, que telle odeur paroît douce &
suave à une personne, tandis qu'elle est dis-
gracieuse pour une autre. Cela vient alors
de l'état de l'organe. Les uns ont les fibres

plus fines, plus tendues, plus vibratiles : un rien suffit pour leur causer des ébranle-mens considérables. D'autres les ont plus grossieres, plus humides, plus lâches, & par conséquent moins susceptibles d'impression ; il faut quelque chose de plus fort pour les éblanler, & pour causer un reflux sensible du suc nerveux vers le cerveau. Quand la membrane pituitaire est abreu-vée d'une grande quantité de sérosité, à peine sent-on les odeurs les plus fortes : c'est ce qu'on appelle être enchifrené, ou être enrhumé du cerveau. Pour bien sen-tir l'odeur d'un corps, nous faisons une grande inspiration, la bouche fermée. Nous attirons par ce moyen dans le nez, une grande quantité d'air, & par consé-quent beaucoup des particules odoriféran-tes qui y sont répandues. Toutes les rami-fications nerveuses de la membrane pitui-taire en sont frappées ; & nous sentons vi-vement l'odeur que nous avons recherchée.

Quelle délicatesse dans l'organe de l'o-dorat ! Quelle finesse dans les particules qui émanent des corps odoriférans ! Un grain de musc est capable de répandre dans un grand appartement, pendant plusieurs années , une odeur confidérable qui frappe toutes les perfonnes qui y entrent , quelquefois même jufqu'à les incommoder , dans quelque endroit de l'appartement qu'elles fe placent : & cela fans qu'il y ait une diminution fenfible dans le mufc. Non-feulement les particules odoriférantes fe font fentir dans l'étendue d'un appartement, mais elles rempliffent même des efpaces immenfes dans l'air , fi l'on peut ajouter foi à ce que *Boile* * rapporte d'un Voyageur , qui allant aux Indes Orientales , fe fentit frappé à dix lieues de Ceylan , de l'odeur de la canelle dont cette Ifle eft remplie.

Le fens de l'odorat eft encore bien plus fin dans le chien, que dans l'homme. Auffi a-t-il le nez plus étendu. Peut on rien de plus furprenant que de voir un chien fuivre au bout de plufieurs heures , avec une vîteffe prodigieufe , la trace de fon maître, ou d'une piéce de gibier ?

Quelques perfonnes prétendent que l'homme pourroit acquérir la même fineffe de l'odorat , s'il n'ufoit que de nourritures fimples.

* Boile, *De Nat. determ. effluv.*

V iv

Il eſt parlé dans le Journal des Sça-
vans *, & dans les Mémoires de Tre-
voux **, de certains Négres & de certains Sauvages, qui ont l'odorat ſi délicat, qu'ils diſtinguent ſans peine la trace
d'un *Noir* d'avec celle d'un *Blanc* ; & diſ-
cernent de fort loin un François d'avec un
Anglois. Il ſemble néanmoins que l'Auteur de la Nature a donné à chaque animal quelque qualité qui lui eſt plus propre
qu'à d'autres, & l'odorat paroît être celle
du chien.

L'organe de l'odorat n'a pas été placé
ſans raiſon auprès de celui du goût. Il y
a entre ces deux organes une correſpon-
dance bien ſenſible. Nous remarquons en
général que les corps qui n'ont point d'o-
deur, ou qui ont une odeur forte & dé-
ſagréable, ne ſont pas d'un bon goût, &
ne ſont pas deſtinés à nous ſervir d'alimens. Ceux au contraire, qui répandent
une odeur douce & ſuave, ſont communément gracieux au goût. Ainſi immédiatement avant que de mettre les alimens
dans la bouche nous en faiſons un premier
eſſai par le moyen du nez.

* Avril 1667.   ** Février 1725.

Article IV.

L'Ouïe.

L'*Ouïe* eft la faculté que nous avons d'entendre les fons par le moyen de l'oreille, qui eft l'organe de ce fens.

Avant que d'entreprendre d'expliquer comment nous recevons les impreffions du fon, il faut donner une courte defcription de l'organe de l'ouïe. L'organe de l'ouïe peut fe divifer en trois parties ; c'eft-à-dire, en partie externe, en partie moyenne, & en partie interne. La partie externe comprend ce qui fe voit fans le fecours de la diffeétion, & le conduit de l'ouïe jufqu'à la membrane du tympan inclufivement. La partie moyenne appellée la *caiffe* s'étend depuis la membrane du tympan jufqu'au labyrinthe. Les offelets de l'ouïe font renfermés dans cette cavité. Enfin la troifiéme ou interne fe nomme le *Labyrinthe* ; c'eft-là que fe trouvent les canaux demi-circulaires, & le limaçon.

La portion de l'oreille qui paroît à nos yeux fans le fecours de la diffeétion, &

qu'on appelle communément *oreille* , eſt formée par un cartilage appliqué contre l'os temporal , revêtu des tégumens communs. Ce cartilage, après pluſieurs plis & replis, que tout le monde connoît , ſe termine à une cavité appellée la *conque* , à cauſe d'une ſorte de reſſemblance qu'il y a entre cette partie & l'entrée de la coquille d'un limaçon. Je ne m'arrêterai pas à décrire quelques fibres charnues auxquelles on a donné le nom de *muſcles de l'oreille.*

La conque dont nous venons de parler, eſt comme l'embouchure du conduit auditif en partie cartilagineux & en partie oſſeux , qui méne à la membrane du tympan , en ſe portant d'abord de bas en haut & de derriere en devant : enſuite il fait une infléxion , à peu près où commence ſa portion oſſeuſe , pour deſcendre au lieu de monter , mais ſans changer la direction qu'il a de derriere en devant.

Le conduit auditif eſt revêtu d'une membrane où ſe trouvent pluſieurs glandes qui ſéparent du ſang une humeur graſſe fort amere , reſſemblante aſſez à du miel pour la couleur & la conſiſtance ; c'eſt ce qui

fait que la conque se nomme aussi *alvea-*
rium, la ruche. Cette humeur empêche le
desséchement du tympan, arrête les ordures qui pourroient venir le frapper, & par
son amertume interdit aux petits animaux
l'entrée de cette cavité. Lorsque cette humeur s'amasse en trop grande quantité,
elle diminue ou amortit l'action des rayons
phoniques ou *sonores*: elle empêche le tympan de recevoir le trémoussement de l'air,
& occasionne une espéce de surdité, dont
on peut se guérir par le moyen d'un cure-
oreille.

Le *tympan* qui est une membrane lice,
mince, & transparente, dont la circonférence est enchassée dans une rainure osseuse, & sous laquelle passe une branche
de nerf de la cinquiéme paire, termine le
conduit auditif, & le sépare de la partie
moyenne de l'organe de l'ouïe, c'est-à-
dire, de la caisse.

La *caisse*, est une cavité irréguliere,
qui a sept à huit lignes de largeur sur environ la moitié de profondeur. Elle est
garnie par-tout d'une membrane assez fine. On remarque quatre ouvertures dans
cette cavité. Elle communique avec la bou-

che par le moyen de l'une de ces ouvertures que l'on appelle la *trompe d'Euſtache*: ſon embouchure ſe trouve vers la partie antérieure & ipreſque ſupérieure du bord de la caiſſe. Ce conduit ſe termine dans la bouche auprès des ouvertures poſtérieures des foſſes naſales. Il ſert à renouveller l'air de la caiſſe. On conçoit par-là pourquoi des perſonnes qui ont l'ouïe très-dure entendent bien quand elles ont la bouche ouverte , puiſque les rayons ſonores entrent dans la caiſſe par ce canal. Ces conduits ne peuvent être bouchés ſans qu'on devienne ſourd, L'embouchure d'un autre conduit qui va ſe rendre dans les ſinuoſités de l'apophyſe maſtoïde , eſt à la partie oppoſée à celle de la trompe d'Euſtache. Des deux autres ouvertures , l'une eſt appéllée *fenêtre ronde* , & l'autre *fenêtre ovale*. Elles ſont toutes deux fermées par une membrane.

Les *oſſelets* de l'oreille dont nous avons préſentement à parler , ſont au nombre de trois bien diſtinêts , nommés le *marteau* , *l'enclume* , & *l'étrier*. On en trouve même un quatriéme fort petit , appellé *os orbiculaire* , mais que quelques Anatomiftes prétendent n'être qu'une apophyfe de l'enclume, ou de l'étrier, qui fe détache par la violence qu'on eft prefque toujours obligé de faire pour parvenir à ces os. On a donné aux trois autres offelets les noms de *marteau*, d'*enclume* & d'*étrier*, à caufe de leur reffemblance avec ces fortes d'inftrumens. Cela n'eft cependant vrai que de l'étrier.

Le *marteau* eft plus gros par une extrémité qu'on appelle la *tête*, & plus mince par l'autre qu'on nomme le *manche*. Le manche fe colle un peu de biais à la membrane du tambour. La tête de cet os eft articulée avec le corps de l'enclume par une efpéce de gynglime, ou articulation en forme de charniere.

Le fecond os reffemble moins à une *enclume* qu'à une dent molaire qui auroit deux racines fort écartées, & dont l'une feroit plus grande que l'autre, comme l'obferve fort bien M. *Winflow*. Cet os eft articulé par le corps avec le marteau, comme je viens de le dire. Une de fes jambes eft fituée à l'entrée du conduit qui va dans l'apophyfe maftoïde, & l'autre branche plus longue que la premiere, s'articule avec l'étrier, ou avec l'os orbiculaire qui fe trouve entre les deux.

L'*étrier* qui tient par une de fes extrémités à l'enclume, entre par l'autre qui eft fa bafe, dans l'ouverture qu'on appelle *fenêtre ovale*, qu'il bouche éxactement. La *fenêtre ronde*, qui eft un peu au-deffus de l'ovale, fe trouve dans une éminence que l'os pierreux fait en cet endroit. Cette ouverture eft fermée par une continuation de la membrane qui tapiffe toute la caiffe. L'étrier a un petit mufcle, & le marteau en a deux.

Nous allons actuellement entrer dans la troifiéme partie de cet organe, à laquelle on a donné avec quelque fondement le nom de *Labyrinthe*. Cette partie eft féparée de la caiffe par une cloifon mitoyenne, de fubftance offeufe, excepté les fenêtres ronde & ovale, par où fe fait la communication des vibrations de l'air de la partie moyenne à la partie interne.

Le *labyrinthe* renfermé dans la roche confifte en trois parties qui font 1. Le *veftibule*, qui eft une cavité d'une figure irréguliere, bien plus petite que la caiffe. 2. Les *canaux demi-circulaires*, qui font à

la partie poſtérieure de la roche. 3. Le *Li-*
maçon, qui eſt dans ſa partie preſque antérieure : de ſorte que le veſtibule tient le
milieu entre les canaux & le limaçon. Toutes ces parties ſont tapiſſées d'une membrane fort fine.

Les *canaux* qu'on nomme *demicirculai-*
res, forment bien chacun les trois quarts
d'un cercle, de plus d'une ligne de diametre. Leur direction différente leur a fait
donner des noms différens pour les diſtinguer. L'un s'appelle le *vertical*, ou *vertical*
ſupérieur ; l'autre le *vertical poſtérieur*,
qu'on pouroit auſſi appelle *oblique* ; & le
troiſiéme l'*horizontal*. Ces trois canaux ne
montrent que cinq ouvertures dans le veſtibule, parce que le vertical ſupérieur &
l'oblique ſe réuniſſent à une de leurs extrémités, pour former enſemble une embouchure commune. Ces canaux ont un
peu plus de diametre vers leurs orifices, que
dans la partie moyenne.

Le *Limaçon* qui eſt la troiſiéme partie
du labyrinthe, eſt un canal tourné en ſpi-
rale, qui fait deux tours & demi depuis la
baſe juſqu'à la pointe. Il eſt ſéparé en deux
rampes par une lame ou cloiſon, moitié

offeufe , moitié membraneufe ; de façon
que ces deux rampes ne communiquent
enfemble que par la pointe. L'une de ces
rampes s'ouvre dans le veftibule , & l'autre eft bouchée par la membrane qui ferme la fenêtre ronde. La lame offeufe qui
fépare le canal du limaçon en deux rampes , eft très-délicate : elle occupe environ les deux tiers du diamétre du canal :
le refte de la cloifon eft formé par une
membrane d'une fineffe extrême , qui tapiffe tout le limaçon , & qui va s'adoffer
dans cet endroit , à peu près comme la
plévre s'adoffe dans la poitrine pour former
le médiaftin.

Cette membrane eft une expanfion de
la portion molle de la feptiéme paire de
nerf , qui eft le vrai nerf auditif, duquel
il nous refte à dire un mot pour terminer la defcription de l'organe de l'ouïe.
Ce que l'oreille interne reçoit de nerfs
vient de la feptiéme paire. Chacun des
nerfs de cette paire eft double , & fe diftingue en portion molle & en portion
dure. Le tronc appellé *portion molle* , qui
eft inférieur & poftérieur à la portion dure , va fe diftribuer dans le limaçon , dans
le

le veſtibule & dans les canaux demicircu-
laires. La portion dure fournit une branche à la caiſſe, & en envoie à pluſieurs autres parties des environs.

Après avoir donné la deſcription de
l'oreille, il nous reſte à expliquer comment par le moyen de cet organe nous
recevons les impreſſions des corps ſonores, & comment nous diſtinguons les tons,
& les apprecions ſelon leur juſte valeur.
Pour cela nous conſidérerons le ſon, 1.
dans le corps ſonore; 2. dans le milieu
qui le tranſmet; 3. dans l'oreille qui en reçoit l'impreſſion.

Le ſon par rapport au corps ſonore,
conſiſte dans le trémouſſement de ſes parties, comme tout le monde peut s'en con-
vaincre en appliquant légérement la main
ſur une cloche, ou en jettant les yeux ſur
des cordes qui conſervent encore un reſte
du mouvement qu'on leur a imprimé pour
en tirer du ſon. Les parties des corps ſonores doivent avoir entre elles une certaine cohéſion, & outre cela une certaine
roideur, pour pouvoir ſe rétablir de la compreſſion qu'elles ont ſoufferte par la colliſion, ou par le frottement.

X

Lorſque par la colliſion on a comprimé les parties d'une cloche, ou de quelque autre corps propre à donner du ſon, ſes parties ſe rétabliſſent par leur élaſticité, & ſe portent avec une grande viteſſe au-delà du point où elles étoient pendant leur repos. Ce mouvement alternatif, en ſe répétant, produit pluſieurs vibrations & une eſpéce de trémouſſement dans le corps ſonore. Ce trémouſſement des parties ſe communique à l'air environnant, & de proche en proche il parvient juſqu'à nous par le moyen de ce milieu.

Deux conditions ſont néceſſaires pour rendre l'air propre à tranſmettre le ſon. 1. Il faut qu'il ait une certaine denſité, afin que les corps ſonores aient priſe ſur lui, & que ſes propres parties ſoient en état d'agir les unes ſur les autres. 2. Il eſt néceſſaire qu'il ſoit élaſtique, afin qu'il puiſſe recevoir & prendre le même mouvement que le corps qui excite le ſon. Or une infinité d'expériences prouvent que ces deux qualités conviennent à l'air. Ce n'eſt pas ici le lieu de les rapporter. Il n'eſt pas moins certain que c'eſt par ſon moyen que ſe fait la propagation du ſon. Qu'on mette

fous le récipient de la machine pneumatique un timbre , le fon qu'il rendra s'affoi-
blira à mefure qu'on pompera l'air , & on
ne l'entendra plus du tout , quand il n'y
aura plus d'air.

Quelques Philofophes ont prétendu
que la communication du fon fe faifoit
dans l'air par ondulations , de la même
maniere qu'on voit fe répandre dans l'eau
par plufieurs cercles concentriques , le
mouvement excité par une pierre qu'on y
a jettée. Mais cette opinion ne peut pas
fe foutenir. Car , 1. la lenteur avec laquelle fe fait le mouvement d'ondulation ,
ne fçauroit s'accorder avec la viteffe de la
propagation du fon. On a reconnu par des
expériences répétées plufieurs fois , & faites avec les plus grandes précautions , que
le fon parcourt dans une feconde 173
toifes ; & comme fa viteffe eft toujours
uniforme , il feroit près de 300 lieues dans
une heure , s'il duroit pendant cet efpace
de tems. 2. Les ondulations fe répandent
avec plus ou moins de promptitude felon
que le corps qui les excite le fait avec
plus ou moins de force : le fon au contraire fe répand toujours avec la même

vitesse, soit qu'il soit fort, soit qu'il soit foible.

Il y a lieu de croire que le son se répand par des rayons d'air qui partent de la circonférence du corps sonore, & qui transmettent à l'oreille le mouvement de trémoussement qu'ils ont reçu. La forme d'entonnoir que l'oreille a reçue ; sa substance cartilagineuse, & par conséquent élastique ; sa construction particuliere ; sçavoir, ses éminences & ses cavités ; tout cela contribue à ramasser & à fortifier l'action des rayons phoniques ou sonores. Ces rayons se rapprochent en passant d'un espace plus large dans un plus étroit, c'est-à-dire, du pavillon de l'oreille dans la conque, & vont frapper la membrane du tympan. Cette membrane ne forme pas un plan droit dans le fond de cette cavité, afin qu'elle ne soit pas exposée à être enfoncée dans certains cas par les violentes vibrations de l'air ; mais elle forme un plan incliné sur lequel l'air roule doucement & sans danger.

Si la membrane du tympan restoit toujours dans le même dégré de tension, elle feroit toujours le même nombre de vibra-

tions dans un tems égal , & nous enten-
drions tout fur le même ton , quelque fon
qui vînt la frapper : mais la chofe ne fe
paffe pas de la forte. Au premier trémouffement dont elle eft ébranlée , elle reçoit,
pour ainfi dire , le fignal pour fe mettre
à l'uniffon avec le corps fonore ; elle devient plus ou moins tendue , plus ou moins
lâche , par le moyen des mufcles du marteau qui lui eft attaché , fuivant que le fon
qui la met en mouvement eft plus ou moins
aigu , ou qu'il eft plus ou moins grave.
Le trémouffement qui lui eft imprimé , fe
communique au labyrinthe par deux voies ;
fçavoir , par le moyen de l'air contenu
dans la caiffe , & par le moyen des offelets qui font renfermés dans cette cavité.
Car la membrane du tympan ne peut être
ébranlée par le mouvement de l'air extérieur , qu'elle ne communique fon trémouffement à l'air qui eft dans la caiffe :
cet air ébranlé ébranle à fon tour la membrane qui ferme la fenêtre ronde ; & cette
membrane communique fon mouvement
encore plus loin , c'eft-à-dire , à la portion du nerf acouftique ou auditif qui tapiffe la rampe inférieure du limaçon. D'une

X iij

autre part , le mouvement imprimé à la membrane du tambour se communique aux offelets , c'eft-à-dire au marteau , à l'en-clume , à l'orbiculaire & à l'étrier. La ba-fe de l'étrier tranfmet fon mouvement à la membrane qui bouche la fenêtre ovale fur laquelle elle eft appliquée , & cette mem-brane communique fon trémouffement à l'air du veftibule , & par ce moyen à la portion de nerf qui garnit les canaux de-mi-circulaires & la rampe fupérieure du li-maçon. Le trémouffement du nerf audi-tif détermine un reflux du fuc nerveux, & ce reflux des efprits animaux excite dans certaines fibres du cerveau un ébran-lement qui occafionne la perception du fon.

De ce grand nombre de parties diffé-rentes qui concourent à former l'organe de l'ouïe, il y en a qui font d'une nécef-fité abfolue , & ce font celles-là qui con-ftituent l'organe immédiat de l'ouïe. Telles font les parties que renferme le labyrin-the , c'eft-à-dire, les canaux demi-circu-laires & le limaçon. Toutes les autres font néceffaires pour la perfection de l'ouïe ; mais elles ne font pas abfolument effentielles à ce fens. Ce qui le prouve, c'eſt qu'on a vu des perſonnes en qui la membrane du tympan & les oſſelets étoient détruits par des maladies, ou par d'autres accidents, & qui n'étoient pas pour cela privées de l'ouïe. Il en eſt de ces parties, comme de la plûpart des parties de l'œil qui contribuent à la diſtinction & à la clarté de la viſion, mais ſans leſquelles on ne laiſſe pas d'appercevoir les objets.

Il eſt aiſé de comprendre que le ſon eſt plus ou moins fort, ſuivant la force du trémouſſement des corps.

Quant à la variété des tons, elle dépend de la différence des vibrations des corps ſonores. Plus ces vibrations ſont promptes & fréquentes, plus les tons ſont aigus; plus au contraire, les vibrations ſont lentes, plus les tons ſont graves. En ſorte que de deux cordes de violon également tendues, celle qui ſera plus courte rendra des tons plus aigus, parce que ſes vibrations ſe feront en moins de tems. Par la même raiſon, de deux cordes également longues, mais inégalement tendues, celle qui ſera plus lâche formera des tons plus graves que celle qui ſera plus tendue. Ainſi les tons aigus ſont toujours produits par des corps menus, ou courts, ou fort tendus; & les tons graves par des corps gros, ou longs, ou peu tendus.

Il n'eſt pas de mon objet d'entrer ſur cet article dans un plus grand détail.

Comme les corps qui nous environnent reçoivent & renvoient les vibrations de l'air, nous n'entendons jamais éxactement les ſons tels qu'ils viennent du corps ſonore qui les excite primitivement. Quand il ſe rencontre quelque corps qui fait obſtacle au mouvement de l'air, & qui le réfléchit d'une maniere ſenſible, cela produit un *écho.* Il faut pour cela que ce corps ſoit à une certaine diſtance : car autrement le ſon qu'il réfléchit viendra frapper le tympan en même-tems que celui qui vient en ligne directe; ainſi ils ſe confondront, & & il n'en réſultera qu'un même & unique ſon.

S'il y a pluſieurs corps ſolides qui réfléchiſſent le ſon à différentes diſtances, on entendra pluſieurs échos qui répéteront un grand nombre de fois les mêmes ſons; mais les dernieres répétitions ſeront toujours plus foibles que les premieres, ou

précédentes. On prétend qu'il y avoit autrefois un écho à Charenton dans l'endroit
où a été bâti le Couvent des Peres Car-
mes, qui répétoit jusqu'à trente fois les
mêmes sons.

Le Pere *De Montfaucon* parle dans son
Diarium Italicum, d'un écho encore plus
surprenant, qui se trouvoit à la maison de
campagne du *Comte de Simonete* près de
Milan. Il répéte distinctement plus de 60
fois les mêmes mots. Et si l'on tire un coup
de fusil en cet endroit, il semble que ce
soit une compagnie de soldats qui font une
décharge, en tirant tous successivement les
uns après les autres.

Avant que de mettre fin à cet article,
il faut encore dire un mot de quelques phénoménes qui ont rapport à l'organe de
l'ouïe. Il n'y a personne qui n'ait éprouvé
des espéces d'agacemens de dents, à l'occasion de certains sons aigus produits par
des raclemens. Comment, dira-t-on, se
peut-il faire que les nerfs qui se distribuent
aux dents, soient affectés par le son qui
est destiné uniquement à affecter l'organe
de l'ouïe ? Ces sons fort aigus sont produits par des vibrations promptes & irré-

gulieres du corps fonore. La membrane
du tympan en eft fortement ébranlée, &
comme fecouée avec vivacité. Cet ébranlement fecoue la corde du tympan qui communique avec des fibrilles de nerfs de la
cinquiéme paire qui fe diftribuent aux
dents; & de là l'efpéce d'agacement qui en
réfulte.

Les autres phénoménes font les bour-
donnemens & les tintemens d'oreille qu'on
éprouve quelquefois fans aucune caufe extérieure. A quoi doit-on les attribuer? Il
eft certain que ces fons viennent de l'é-
branlement du nerf acouftique; & il paroît qu'on ne doit rapporter cet ébranlement qu'au battement des arteres de l'oreille. Toutes les arteres du corps battent continuellement par le mouvement de contraction & de dilatation qui leur eft propre.
Il femble dabord que ce battement devroit
fe faire entendre en tout tems dans l'o-
reille. Mais dans l'état naturel ce battement eft fi léger & fi régulier, que nous
n'en fommes point frappés. Il n'en eft pas
de même lorfqu'il vient à augmenter. Si
le fang s'embarraffe dans les vaiffeaux de

l'oreille : fi, par quelque caufe que ce puiffe être, & que nous n'éxaminons point ici, la circulation s'y fait avec peine ; le fang trouvant plus de réfiftance qu'à l'ordinaire dans fon mouvement, les arteres font obligées de battre plus fortement pour vaincre cet obftacle ; & ce battement extraordinaire occafionne un ébranlement du nerf auditif propre à exciter le fon. Selon que les battemens fe feront avec plus ou moins de vivacité, avec plus ou moins de continuité, il y aura tintement, fifflement, bourdonnement, murmure. Ces différences ne font, pour ainfi dire, que des nuances différentes du même vice.

ARTICLE V.

La Vue.

La vue eft la faculté d'appercevoir les corps : les yeux en font l'organe.

Les *yeux*, comme perfonne ne l'ignore, font fitués dans deux cavités offeufes qu'on nomme les *orbites*. Chaque œil eft recouvert de deux paupieres, deftinées à le prémunir des corps étrangers, & contre la trop grande vivacité de la lumiere.

Les *paupieres* font compofées de la peau, de mufcles & d'une membrane fine & polie qui touche au globe de l'œil. Cette membrane eft propre à le nettoyer des ordures qui pourroient y refter attachées. Elle va en fe repliant, couvrir une partie du globe de l'œil. On lui a donné le nom de *conjonctive*. Chaque paupiere eft bordée par un petit cartilage qu'on nomme *tarfe*; & ces cartilages font garnis de poils connus fous le nom de *cils*. Les cils de la paupiere inférieure font un peu courbés en bas; & ceux de la fupérieure font courbés en haut. Ils fervent à défendre les yeux contre des corpufcules qui voltigent dans l'air, & à modérer l'action des rayons de lumiere. Il fe trouve à la racine des cils, de petits vaiffeaux qui féparent de la maffe du fang une humeur gluante & vifqueufe, propre à entretenir la foupleffe des cartilages, & à empêcher qu'ils ne fe froiffent l'un contre l'autre dans les différens clignotemens que nous faifons. Quand cette humeur eft épaiffe & abondante, elle forme ce qu'on nomme la *chaffie des yeux*. Le bord fupérieur de l'orbite, qui est en forme d'arc, est recouvert de poils appellés *sourcils*, qui servent à arrêter la sueur qui découle du front, & à éloigner les corpuscules qui volent dans l'air, & qui pouroient sans cela tomber sur la cornée, & la blesser. Les paupieres ont des muscles qui servent à les mouvoir, & par le moyen desquels nous les joignons, ou nous les séparons avec une grande facilité : ce qu'on appelle fermer & ouvrir les yeux. Elles reçoivent leurs arteres de la carotide externe. Leurs veines reportent le sang dans les jugulaires. Leurs nerfs viennent principalement de la premiere branche de la cinquiéme paire.

Pour entendre aisément ce que nous allons dire, il faut se ressouvenir de ce qui a été remarqué dans l'Ostéologie ; sçavoir, qu'on donne le nom de *grand angle* ou d'*angle interne de l'œil*, à la partie qui touche au nez ; & celui d'*angle externe* ou de *petit angle*, au côté de l'œil qui lui est opposé.

Les orbites sont garnies intérieurement d'une grande quantité de graisse qui sert aux yeux comme de matelats, afin qu'ils ne se blessent point contre les os dans les mouvemens fréquens & rapides qu'ils font obligés de faire. Ces mouvemens s'éxécutent par le moyen de fix mufcles pour chaque œil ; fçavoir, quatre mufcles qu'on appelle *droits* ; & deux autres qu'on nomme *mufcles obliques*.

Les *mufcles droits* fervent à tirer l'œil en haut, en bas, vers le nez, & vers l'angle oppofé. Le mufcle élévateur prend fon origine à la partie fupérieure du fonds de l'orbite, & va s'attacher à la partie fupérieure du globe, près de la cornée tranfparente. On comprend bien que ce mufcle ne peut fe contracter ou fe raccourcir, qu'il ne tire l'œil en haut. Les autres font attachés en bas, ou latéralement ; & produifent des mouvemens différens, eu égard à leur fituation & à leurs attaches, & toujours par le même méchanifme. Celui qui tire l'œil en bas fe nomme *abaiffeur* ; celui qui le tire vers le nez s'appelle *adducteur* ; & on donne le nom d'*abducteur* à celui qui porte l'œil du côté oppofé. Si le mufcle élévateur agit avec l'adducteur, il en naît un mouvement compofé, de façon que l'œil eft porté en haut & vers le nez en même-tems. Il en faut dire autant des deux autres mufcles, pourvu que leurs actions ne foient pas contraires.

Les *mufcles obliques*, l'un fupérieur, & l'autre inférieur, qui embraffent, pour ainfi dire, l'œil tranfverfalement d'un angle à l'autre, fervent à faire tourner un peu l'œil fur fon axe, lorfqu'ils agiffent féparément; & à porter l'œil en dehors, en l'allongeant, lorfqu'ils agiffent comme de concert, & le compriment fupérieurement & inférieurement.

On trouve à la partie fupérieure de l'orbite, vers l'angle externe, une groffe glande un peu applatie, enveloppée de graiffe, qu'on a appellé *innominée*, & connue aujourd'hui fous le nom de *glande lacrymale*. Elle fert à féparer une humeur tenue & limpide qui entretient l'humidité du globe de l'œil. Lorfqu'à l'occafion de quelque affection violente, ou de quelque corps irritant, cette glande éprouve des mouvemens de contraction extraordinaire, elle fournit une humeur abondante qui fe répand fur les joues, & forme ce que nous appellons *les larmes*. Le fuperflu de cette humeur lacrymale eft pouffé par le mouvement de l'œil, & par le clignotement des paupieres, vers l'angle interne, où il eſt repris à l'extrémité des paupieres par deux petits conduits, dont les orifices ſe nomment *points lacrymaux*, que l'on voit aiſément en regardant le bord des paupieres. Ces deux conduits ſe réuniſſent en un canal commun qui ſe termine au ſac lacrymal ſitué dans le grand angle. Il part de ce ſac membraneux un canal nommé le *conduit nazal*, qui ſe rend à la partie ſupérieure du nez, & y décharge l'humeur lacrymale. Nous avons parlé dans l'Oſtéologie du lieu qu'occupe ce conduit nazal.

Quand le ſac lacrymal vient à s'engorger, & que cet engorgement eſt ſuivi d'un ulcere calleux dans les parois de ce même ſac, il y a fiſtule lacrymale : ce qui fait une maladie fâcheuſe. Le pus de l'ulcere, & l'humeur lacrymale découlent alors ſur la joue d'une façon diſgracieuſe.

L'*œil* eſt d'une figure ovale. Pour en donner une connoiſſance éxacte, il faut éxaminer ſes membranes, ſes cavités, & les humeurs renfermées dans ces cavités. On remarque en général dans l'œil trois membranes, trois cavités, & trois ſortes

d'humeurs

d'humeurs. La membrane externe, qui enveloppe tout le globe, se nomme la *cornée* ; la seconde s'appelle la *choroïde* ; on donne à la troisiéme ou interne le nom de *retine*.

La *cornée*, qui vient de la dure-mere, se distingue en *cornée opaque* ou *sclerotique* ; c'est la portion blanche & postérieure ; & en *cornée transparente* ; c'est la portion antérieure.

La *Choroïde* * qu'on regarde comme une production de la pie-mere, & qui est teinte d'une humeur noire comme de l'encre, s'étend depuis le tronc du nerf optique, ou la partie la plus enfoncée de l'œil jusqu'au bord de la cornée transparente, où elle s'attache assez fortement ; & de-là se jettant en dedans de l'œil, elle y forme un plan circulaire percé dans son milieu. On donne à cette portion le nom d'*uvée* : son bord s'appelle l'*iris* ; & le trou se nomme la *pupille*, ou la *prunelle*. L'uvée a des

* Cette membrane a été distinguée en deux lames ou tuniques par M. *Ruysch*. La lame externe qui touche à la cornée, retient le nom de *Choroïde*, & la lame interne a reçu le nom de *Ruyschienne*.

Y

fibres radieufes * & des fibres circulaires, fufceptibles les unes & les autres de contraction & de relâchement. Quand les premieres fe contractent & fe raccourciffent, elles aggrandiffent la pupille ; les autres au contraire ne peuvent fe contracter qu'elles ne refferrent cette même ouverture.

La troifiéme membrane ou l'interne, s'appelle la *retine*. Elle paffe pour une expanfion de la portion médullaire du nerf optique. Elle tapiffe l'œil poftérieurement jufqu'au bord du criftallin.

Nous avons dit qu'on diftinguoit dans l'œil trois fortes d'humeurs, & trois cavités, pour les contenir. Ces humeurs font l'*humeur vitrée*, le *criftallin*, & l'*humeur aqueufe*.

L'*humeur vitrée* qui occupe la partie poftérieure du globe, eft tranfparente. Elle eft contenue dans une infinité de cellules, qui communiquent les unes avec les autres, enveloppées d'une membrane commune extrémement fine. Elle tire fon nom

---

* Fibres radieufes , veut dire ici des fibres difpofées comme les rayons d'une roue qui fe portent de la pupille jufqu'à la cornée où elles ont leur attache.

de la reſſemblance qu'elle a avec du verre fondu.

L'*humeur criſtalline*, ou plûtôt le *cri-ſtallin*, eſt un corps ferme, blanchâtre, tranſparent, de la figure d'une lentille, qui occupe le milieu de l'œil. Il eſt auſſi revêtu d'une membrane fine & tranſpa-rente.

L'*humeur aqueuſe* eſt renfermée entre le criſtallin & la partie antérieure de la cornée. On diſtingue en deux chambres la cavité qui contient cette humeur ; ſça-voir, en chambre antérieure, & en cham-bre poſtérieure. Ces deux chambres qui communiquent enſemble par la pupille, ne ſont diſtinguées que par l'uvée. L'hu-meur aqueuſe ainſi nommée, parce qu'elle eſt coulante & limpide, peut ſe réparer lorſqu'elle eſt perdue : c'eſt-à-dire, que ſi elle vient à s'échapper par la piquûre de la cornée tranſparente, les vaiſſeaux deſti-nés à ſéparer cette humeur, en fourniſ-ſent en peu de tems une quantité capable de la remplacer.

Les yeux reçoivent leurs arteres des ca-rotides ; & leurs veines ſe rendent dans les jugulaires. Les nerfs optiques ne ſont pas les feuls qui fe rendent à l'œil : il y a des branches de plufieurs autres paires de nerfs, principalement de la troifiéme, qui s'y diftribuent.

Nous remarquerons ici qu'il y a eu des fentimens différens fur le principal organe de la vifion. Les uns, & c'eft le plus grand nombre, ont penfé que c'étoit la retine ; d'autres, comme MM. *Mariotte* & *Mery*, ont prétendu que c'étoit la Choroïde. Sans entrer dans le détail des raifons dont les uns & les autres ont appuyé leur opinion, nous nous contenterons d'obferver qu'on a découvert par le moyen de la diffection, que ce font les nerfs optiques qui font affectés dans la goutte fereine, qui eft une paralyfie de l'organe de la vifion. Cette obfervation eft favorable au fentiment des premiers ; puifque ce n'eft point à la choroïde, mais à la rétine que ces nerfs fe diftribuent : ou plûtôt que la rétine eft une expanfion du nerf optique.

Mon deffein n'eft pas de m'étendre fur l'Optique, la Dioptrique & la Catoptrique, mais je ne puis me difpenfer d'en donner les principes généraux, avant que de parler des principaux phénomenes de la vifion.

La vûe eſt un ſentiment excité dans l'ame en conſéquence de l'impreſſion que la lumiere fait dans nos yeux.

La lumiere eſt répandue par-tout , puiſ-qu'il n'y a point d'endroit où elle ne ſe faſſe appercevoir , pourvu qu'elle ſoit miſe en action par quelque corps lumineux. On doit la regarder comme l'aſſemblage de fi-lets compoſés de particules très-ſubtiles & très-élaſtiques. *

On ſe convaincra aiſément de l'élaſti-cité & de la ſubtilité de ces particules , en faiſant attention que les rayons de lumiere font les angles de réfléxions preſque égaux aux angles d'incidence ; & qu'ils peuvent ſe couper en un point infiniment petit , puiſqu'ils ſe coupent ſans ſe confondre.

Les couleurs font des modifications de la lumiere , ou une lumiere réfléchie qui ſert à nous faire diſtinguer les objets.

M. *Deſcartes* a prétendu que la diver-ſité des couleurs dépendoit de la différen-ce des réfractions & des réflexions que

* La viteſſe de la lumiere eſt huit cens mille fois plus grande que celle du ſon. M. *Euler* en conclut que l'Ether, qu'il regarde comme le milieu de la lumiere , eſt huit cens mille fois plus ſubtil & plus élaſtique que l'air. *Hi-ſtoire de l'Académie de Berlin* , 1745.

souffroient les globules de ce qu'il appelloit le *second élément.*

M. *Newton*, par des expériences également curieuses & sçavantes, a fait voir qu'il y a des rayons de lumiere propres par leur nature à exciter toujours une même couleur, sans qu'ils reçoivent aucun changement des corps qui les réfléchissent, ni de ceux au travers desquels ils passent. Il distingue sept couleurs primitives qui sont le rouge, l'oranger, le jaune, le verd, le bleu, l'indigo & le violet. Chacun des rayons qui portent ces couleurs primitives, peut bien perdre sa couleur, lorsqu'il se trouve mêlé avec d'autres; mais il reparoît toujours le même dès qu'on l'en sépare.

M. *Du Fay* donna un Mémoire à l'Académie des Sciences en 1738, dans lequel il fit voir que les rayons primitifs se réduisent aux rouges, aux jaunes, & aux bleus, dont les différentes combinaisons peuvent former toutes sortes de couleurs & de nuances.

Dans ce systême Neutonien, on dira qu'un corps est rouge lorsqu'il réfléchit les rayons rouges; qu'il est jaune lorsqu'il réfléchit les rayons jaunes , &c. Mais on ne fçaura point, non plus que dans aucun autre fyftême, quel doit être le tiffu d'un corps pour le rendre propre à réfléchir tel rayon plûtôt que tel autre.

La *réflexion* de la lumiere fe fait comme celle des autres corps. Si on jette un corps élaftique perpendiculairement fur un plan, il réfléchit ou rebondit perpendiculairement. Si on le jette avec une certaine inclinaifon, il réfléchit avec la même inclinaifon vers le côté oppofé. Il en eft de même des rayons de lumiere : c'eft ce qu'on appelle faire l'angle de réflexion égal à l'angle d'incidence. Si l'on préfente directement devant un miroir un corps quelconque, l'image de ce corps eft réfléchie éxactement vers l'endroit d'où elle eft venue. Si au contraire ce corps eft préfenté obliquement au miroir, l'image fera réfléchie du côté oppofé avec la même inclinaifon que les rayons avoient en tombant fur la furface de la glace.

Lorfqu'un corps, une pierre, par éxemple, paffe perpendiculairement d'un milieu dans un autre, elle ne change point fa direction. Mais fi elle paffe obliquement

Y iv

d'un milieu plus rare dans un plus denfe,
c'eft-à-dire, d'un milieu où elle trouvoit
peu de réfiftance, dans un autre milieu
qui oppofe plus de réfiftance à fon mouvement, comme de l'air dans l'eau, alors
elle change de direction en s'éloignant de
la perpendiculaire. Elle s'en approcheroit
au contraire, fi elle paffoit d'un milieu
plus denfe dans un plus rare. Cette infléxion que fouffre un corps en paffant obliquement d'un milieu dans un autre, eft
ce qu'on appelle *réfraction*. Mais les rayons
de lumiere ne fuivent pas la même loi que
les autres corps. Ils fe réfractent en s'approchant de la perpendiculaire lorfqu'ils
paffent d'un milieu plus rare dans un milieu plus denfe, & ils s'en éloignent lorfqu'ils paffent d'un milieu plus denfe dans
un plus rare. D'où il fuit que la lumiere
trouve moins d'obftacle à fon mouvement
dans un milieu plus denfe que dans un milieu plus rare.

A la faveur de ces principes qui doivent
paffer pour conftans, il eft facile d'expliquer de quelle maniere fe fait la vifion.
Tous les rayons de lumiere qui tombent
avec quelque obliquité fur la cornée, &

qui traverfent l'humeur aqueufe & le criftallin, s'approchent de la perpendiculaire,
puifqu'ils paffent de l'air dans des milieux
plus denfes. Lorfque ces mêmes rayons
paffent du criftallin dans l'humeur vitrée,
ils s'éloignent de la perpendiculaire, parce que le criftallin eft plus denfe que l'humeur vitrée. Mais comme ils fortent du
criftallin par une furface convexe, & qu'ils
entrent dans l'humeur vitrée par une furface concave, ils ne peuvent s'éloigner de
la perpendiculaire, qu'ils ne deviennent
plus convergens & ne fe rapprochent vers
un même point.

Il faut imaginer préfentement que de
chaque point d'un objet vifible, il part un
cône de rayons lumineux, dont la pointe
touche l'objet, & la bafe pofe fur la pupille. Ainfi lorfque ces rayons parvien-
nent à l'œil, ils font divergens, c'eft-à-
dire, plus écartés. Cependant il faut qu'ils
fe trouvent réunis fur la retine, afin d'y
peindre le point d'où ils partent, & c'eft
ce qui leur arrive par le moyen des réfractions qu'ils éprouvent, en paffant au travers des diverfes humeurs de l'œil. Il fe
forme donc dans l'œil un fecond cône op-

posé au premier par la base ; & ces deux cônes composent ce qu'on appelle *le pinceau optique*.

Les rayons réunis de cette sorte sur la rétine, y font une impression, qui par le moyen du nerf optique dont la rétine n'est qu'une expansion, est portée au cerveau, d'où il naît dans l'ame ce sentiment que nous appellons *la vûe*.

Ce que nous avons dit d'un point de l'objet visible, doit se dire de tous les autres points sans exception.

Arrêtons-nous ici un moment pour considerer l'art inimitable avec lequel l'œil a été formé. Il est composé de différentes humeurs, qui sont disposées de maniere que les rayons en les traversant, vont se réunir précisément sur la retine. Si cette réunion nétoit pas encore faite lorsqu'ils y arrivent, ou si elle se faisoit avant qu'ils y soient parvenus, la vision feroit confuse, & nous n'appercevrions aucun objet distinctement. L'Auteur de la Nature a pourvu au premier inconvénient en formant les muscles obliques, qui, en se contractant dans le besoin, compriment & allongent le globe de l'œil, & par-là re-

culent la retine, afin que les rayons aient
le tems de se réunir avant que d'y arriver.
Ajoutez à cela, que la cornée par cette
compreſſion devient plus convexe, & par-
conſéquent plus propre à rendre les rayons
convergens. Lors donc que les objets ſont
trop près, & que par cette raiſon les rayons
qui en viennent ſont fort divergens, nous
mettons ces muſcles en action. Mais lorſque les objets ſont plus éloignés, & les
rayons plus convergens, alors la partie
extérieure de l'œil doit être moins convexe & le globe entier moins allongé.
Dans ce cas les muſcles obliques reſtent
dans le relâchement, tandis que les muſcles droits, qui ont leur attache fixe au
fonds de l'orbite, ſe contractent, appla-
tiſſent le devant de l'œil, rapprochent le
criſtallin de la retine par la compreſſion
de l'humeur vitrée, & empêchent que les
rayons ne ſe réuniſſent avant que d'arriver
à la retine.

Ce qui vient d'être dit doit ſervir à expliquer la différence qui ſe trouve entre
la vue des jeunes gens & celle des vieillards. Les premiers voient diſtinctement

les objets de près : il faut au contraire, que les corps foient à une certaine diftance, pour que les vieillards les apperçoivent fans confufion. Cette différence vient de la convéxité plus ou moins grande de la cornée, & peut-être auffi du criftállin qui s'applatit en fe defféchant. L'humeur aqueufe plus abondante dans la jeuneffe que dans un âge avancé, rend la cornée plus convexe ; ce qui fait que les rayons en la traverfant, fouffrent une grande réfraction. Les jeunes gens doivent donc voir plus clairement les objets voifins que ceux qui font éloignés. Les perfonnes qui par une conformation naturelle ont les yeux extrêmement convexes, ne voient par la même raifon les objets que de fort près ; c'eft ce qu'on nomme la vue des *Myopes*. Mais les vieillards ayant la cornée & le criftallin applatis, les rayons qui traverfent ces milieux n'y fôuffrent qu'une legere réfraction : il faut donc que les objets foient dans un certain éloignement pour qu'ils les voient diftinctement, c'eft ce qui s'appelle la vue des *Prefbytes*.

On remédie à ces deux vices par le

moyen des lunettes. Les verres concaves qui ont la propriété d'écarter les rayons, conviennent aux perfonnes en qui la cornée & le criftallin font trop convexes. Ceux au contraire qui ont les yeux trop applatis doivent fe fervir de verres convexes, qui en rapprochant les rayons de lumiere, fuppléent au défaut de l'œil.

Combien de merveilles ne remarque-t-on pas dans l'organe de la vûe! Sans parler des mufcles de l'œil qui nous mettent en état de le mouvoir en tous fens, & de fixer notre vue fucceffivement fur une infinité d'objets différens fans remuer la tête, que peut-on imaginer de plus admirable, que ce qui fe paffe dans la pupille? Par le moyen des fibres radieufes & circulaires de l'iris, nous élargiffons ou nous refferrons, nous augmentons ou nous diminuons par des dégrés infinis, la prunelle, afin de proportionner cette ouverture à la lumiere, felon qu'elle eft plus ou moins forte : & le tout s'éxécute naturellement, ou du moins prefque toujours fans que notre volonté y ait de part. Qu'on entre dans un lieu fombre & obfcur, la prunelle s'élargira d'elle-même pour admettre un plus grand nombre des rayons qui peuvent être répandus dans cet endroit : que l'on paffe enfuite dans un lieu fort éclairé , elle fe refferrera naturellement , & fe retrécira à proportion que la lumiere fera plus forte & plus vive , pour fermer l'entrée à une grande quantité de rayons qui pourroient bleffer la retine.

La vifion préfente encore bien d'autres phénomenes dont l'explication feroit fort curieufe : mais nous avons voulu dans cette partie de notre ouvrage, comme dans tout le refte , ne pas excéder les bornes où doivent fe renfermer des élémens. Heureux fi nous ne fommes point reftés en deçà de ces bornes ; & fi cet abrégé de l'économie animale peut être de quelque utilité aux perfonnes que nous avons eu principalement en vue.

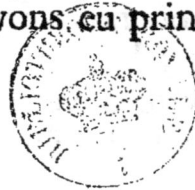

F I N.

Avril mil fept cent vingt - cinq ; qu'avant que de l'expofer en vente , l'imprimé qui aura fervi de copie à l'impreffion dudit Livre , fera remis dans le même état où l'approbation y aura été donnée , ès mains de notre très-cher & féal Chevalier DAGUESSEAU Chancelier de France, Commandeur de nos Ordres , & qu'il en fera enfuite remis deux Exemplaires de chacun dans notre Bibliothéque publique , un dans celle de notre Château du Louvre & un dans celle de notre très-cher & féal Chevalier le Sieur DAGUESSEAU Chancelier de France , le tout à peine de nullité des préfentes ; du contenu defquelles vous mandons & enjoignons de faire jouir ledit Expofant & fes ayant caufes , pleinement & paifiblement , fans fouffrir qu'il leur foit fait aucun trouble ou empêchement : Voulons que la Copie des préfentes , qui fera imprimée tout au long au commencement où à la fin dudit Livre , foit tenue pour duement fignifiée , & qu'aux copies collationnées par l'un de nos amés & féaux Confeillers & Sécrétaires , foi foit ajoûtée comme à l'Original. Commandons au premier notre Huiffier ou Sergent , fur ce requis , de faire pour l'exécution d'icelles , tous Actes requis & néceffaires , fans demander autre permiffion , & nonobftant Clameur de Haro , Charte Normande & Lettres à ce contraires. Car tel eft notre plaifir. Donné à Fontainebleau le dix-huitiéme jour du mois d'Octobre l'an de grace mil fept cent quarante-huit , & de note Regne le trente-troifiéme. Par le Roi en fon Confeil.

  TRINQUAND.

Regiftré fur le Regiftre XII de la Chambre Royale des Libraires & Imprimeurs de Paris. No. 463 fol. 38 , conformément aux anciens Réglemens confirmés par celui du 28 Février 1723. *A Paris ce 25 Octobre 1748.*   CAVELIER , Syndic.

De l'Imprimerie de Ph. N. Lottin, rue Saint Jacques , à la Vérité. 1748.

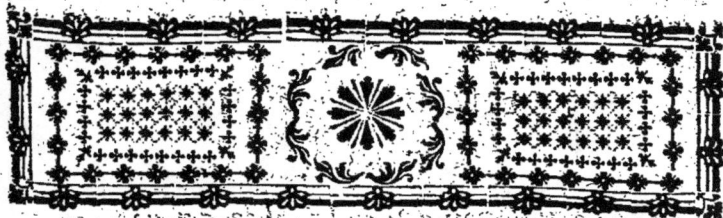

EXPLICATION
DES PLANCHES.

PLANCHE PREMIERE.
Le Squelete.

Fig. 1.

A   L'Os Frontal.
B   L'Os Temporal.
CC   Les Clavicules.
D   Le Sternum.
E   Les Côtes.
F   L'Humerus ou l'Os du bras.
G   Le Rayon,
H   L'Os du Coude ou le Cubitus.
I   Les Os du Carpe.
K   Le Métacarpe.
L   Les Phalanges.
M   L'Os Ischion.
N   L'Os Pubis.
O   Le Femur.
P   La Rotule.
Q   Le Tibia.
R   Le Péroné.
S   Le Tarse.
T   Le Métatarse.
V   Les Phalanges.

Fig. 2.

A   L'Os Pariétal.
B   L'Os Occipital.
C   Les Vertebres du col.
D   L'Omoplate.
E   Les vertebres des Lombes.
F   L'Os des Isles.
G   L'Os Sacrum.

PLANCHE SECONDE.

FIG. 1.

Le Poûmon & la Trachée-artere.

A   La Trachée-artere.
BB   Les Bronches.
C   Le Larynx & ses muscles.
D   L'Epiglotte.
E   La Glande Tyroïde.
FF   Les deux Lobes du Poûmon avec les ramifica-
tions de l'Artere & de la Veine pulmonaire.
GG La partie des poûmons appuyée sur le Diaphragme.

FIG. 2.

L'Estomach & les Intestins.

A   L'Estomach.
B   Son Orifice supérieur continu à l'Esophage.
C   Son Orifice inférieur ou le Pylore.
DD Le Jejunum.
EE L'Ileon.
F   La Valvule du Colon.
GGG Le Colon.
H   Le Rectum.
II   Les muscles releveurs de l'Anus.
K   Le Sphincter de l'Anus.

FIG. 3.

A   L'Estomach avec ses fibres charnues.
B   Son Orifice supérieur.
C   Le Pylore.

PLANCHE TROISIEME.

FIG. I. Le Foie.

AA La face concave du Foie.
B   Le tronc de la Veine-Porte.
C   Le sinus de la Veine-Porte.
DD Les ramifications du sinus.
E   La Vésicule du fiel.
F   Le conduit Cystique.
G   Le conduit hépatique, qui se joint avec le cystique
& forme le canal coledoque.

FIG. 2. *Le Pancreas.*

A L'Inteſtin Duodenum.
B. Le Pancreas.
CC Le conduit Pancréatique.
D La Rate.
E Les Vaiſſeaux ſpléniques.
F L'inſertion du canal pancréatique dans le duodenum.

FIG. 3. *Les organes qui ſervent à la ſécrétion de l'urine.*

A L'Aorte.
B La Veine-cave.
C Les Veines émulgentes.
D Les Reins.
E Les capſules atrabilaires ou Glandes ſurrenales.
FF Les Ureteres.
G La Veſſie.
H Le col de la Veſſie.

FIG. 4. *Le Cœur vû du côté de ſa face inférieure.*

A La face inférieure du Cœur.
B Le tronc de la Veine coronaire.
CCCC Les rameaux de l'Artere coronaire.
D Portion de l'Oreillette droite.
E Le tronc de la Veine-cave.
GGGG Rameaux de la Veine pulmonaire.
H Un rameau de l'Artere pulmonaire.

FIG. 5. *Le cœur vû du côté de ſa face ſupérieure.*

A La face ſupérieure du Cœur.
B Les rameaux de l'Artere & de la Veine coronaire.
C L'Oreillette droite.
D L'Oreillette gauche.
E L'Aorte.
F Le tronc de l'Artere pulmonaire.
G Le tronc de la Veine-cave ſupérieure.

FIG. 6.

AA Les fibres du cœur ſuivant leur direction.

PLANCHE QUATRIEME.

FIG. 1. *Les Offelets de l'Ouïe articulés ensemble.*

A Le Marteau.
B L'Enclume.
C L'Etrier.
D L'Os Orbiculaire.

FIG. 2. *Les Offelets féparés.*

A Le Marteau en grand.
a Le Marteau de grandeur naturelle.
B Sa tête qui s'articule avec l'enclume.
C Son manche.
D L'Enclume en grand.
d L'Enclume de grandeur naturelle.
E La cavité qui reçoit la tête du marteau.
F Sa Jambe la plus courte.
G Sa longue jambe qui s'articule avec l'Etrier.
H L'Etrier en grand.
b L'Etrier de grandeur naturelle.
II Les branches de l'étrier.
K Sa tête qui s'articule avec la longue jambe de l'Enclume.
L Sa Bafe.

FIG. 3. *Les Canaux demi-circulaires.*

A Portion du Veftibule.
B Le canal fupérieur.
C Le Canal inférieur.
D Le mitoyen.
E L'ouverture commune aux Canaux fupérieur & inférieur.

FIG. 4. *Le Limaçon.*

AA La lame fpirale formant deux tours & demi.
B Le noyau au tour duquel tourne la lame fpirale.
C La rampe fupérieure.
D La rampe inférieure.

FIG. 5. *L'Œil.*

AAAA Le globe de l'Œil.
BB L'humeur vitrée.
C Le Criftallin.
D L'humeur aqueufe.
ee Chambre antérieure de l'humeur aqueufe.
ff Chambre poftérieure.
G La Rétine.

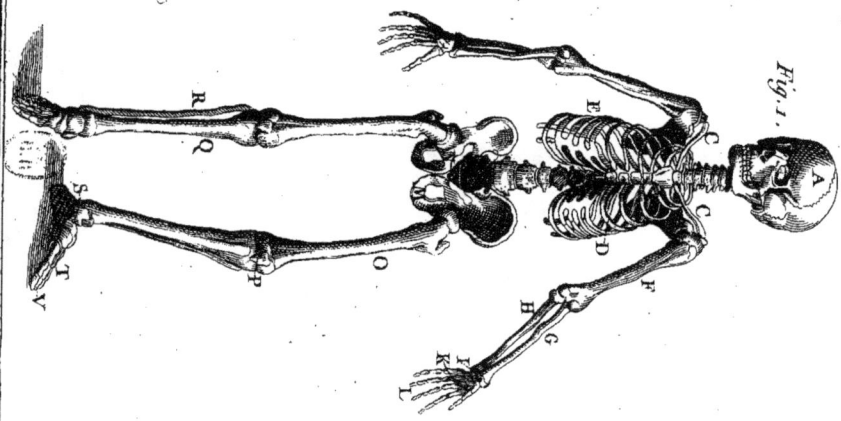

Fig. 1.

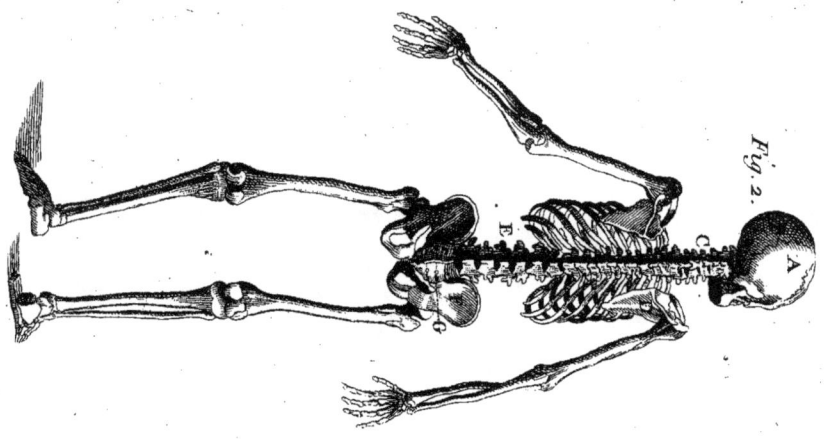

Fig. 2.

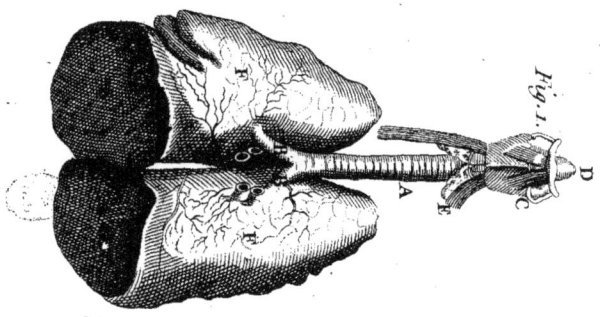

Fig. 1.

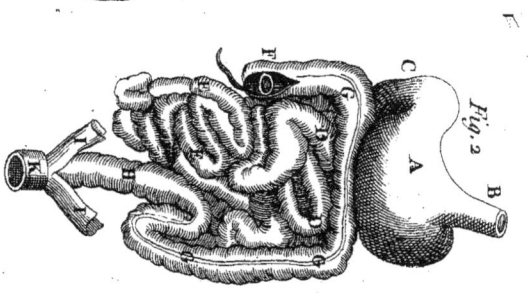

Fig. 2

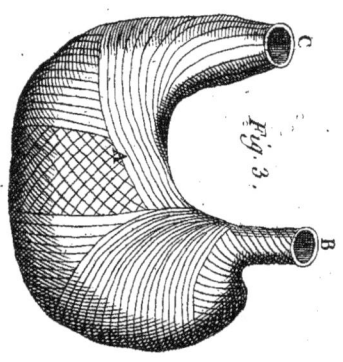

Fig. 3.

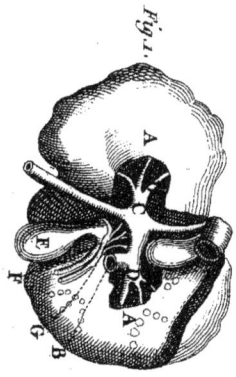

Fig. 1.

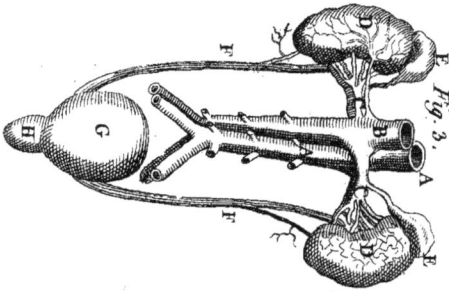

Fig. 3.

Fig. 2.

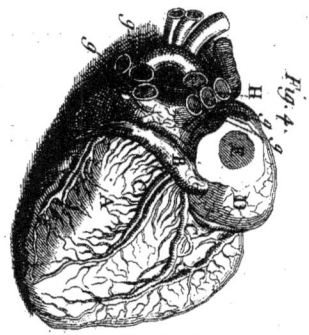

Fig. 4.

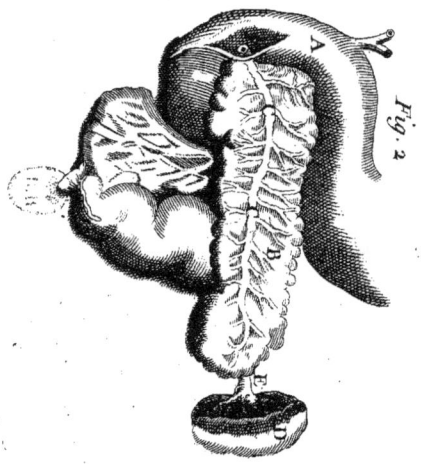

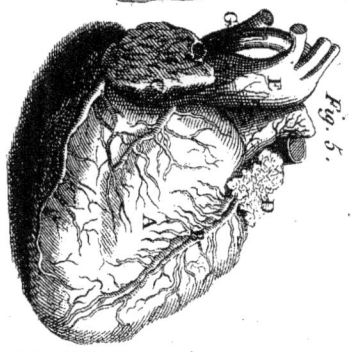

Fig. 5.

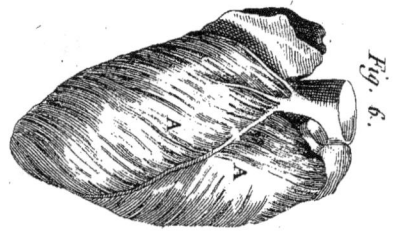

Fig. 6.

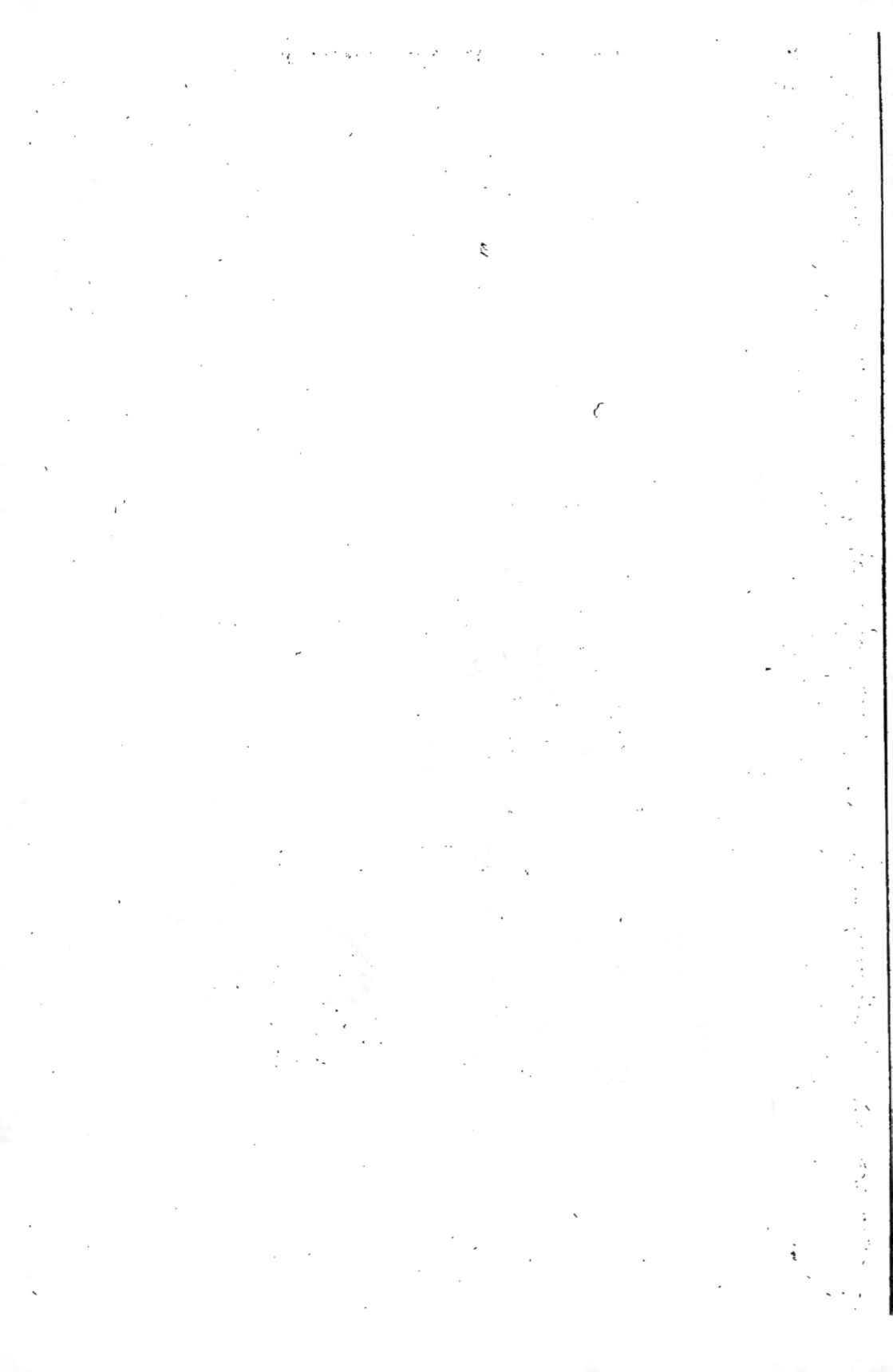

Fig. 1

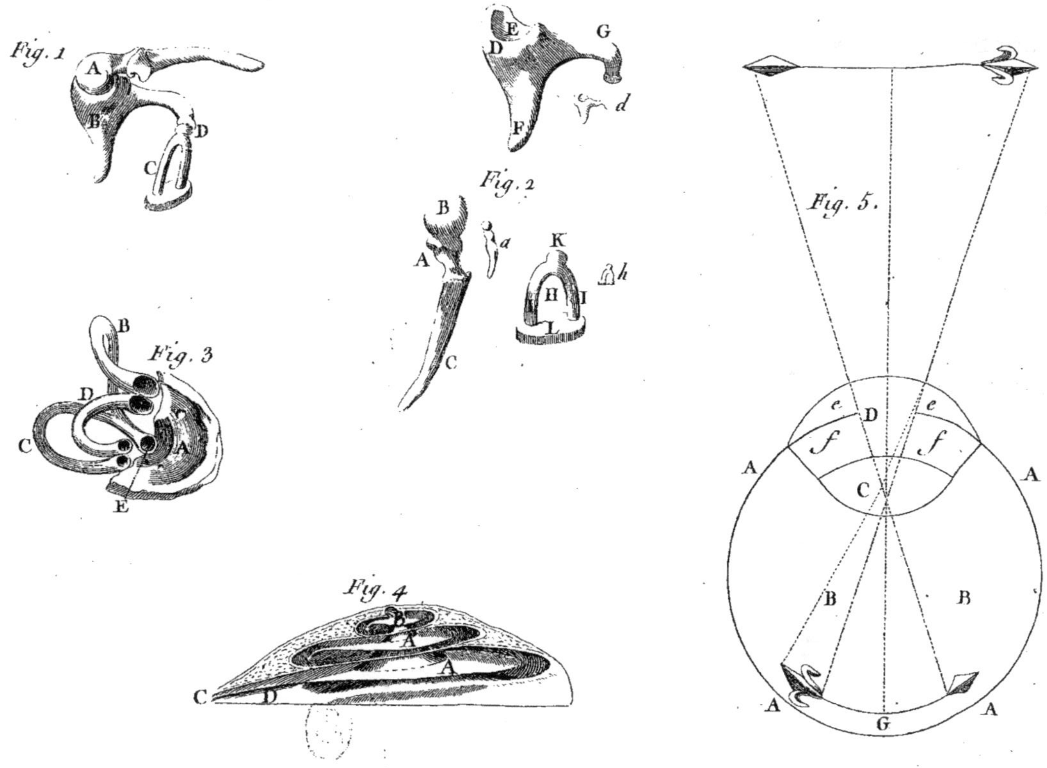

Fig. 3

Fig. 4

Fig. 2

Fig. 5.

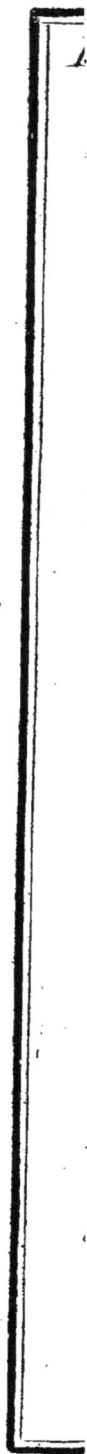

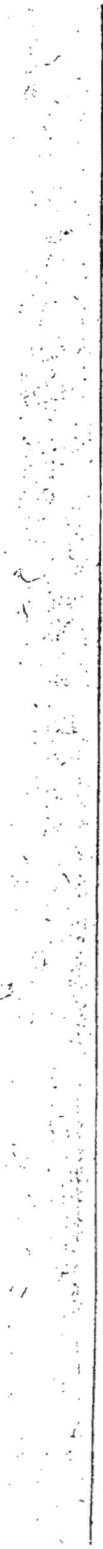

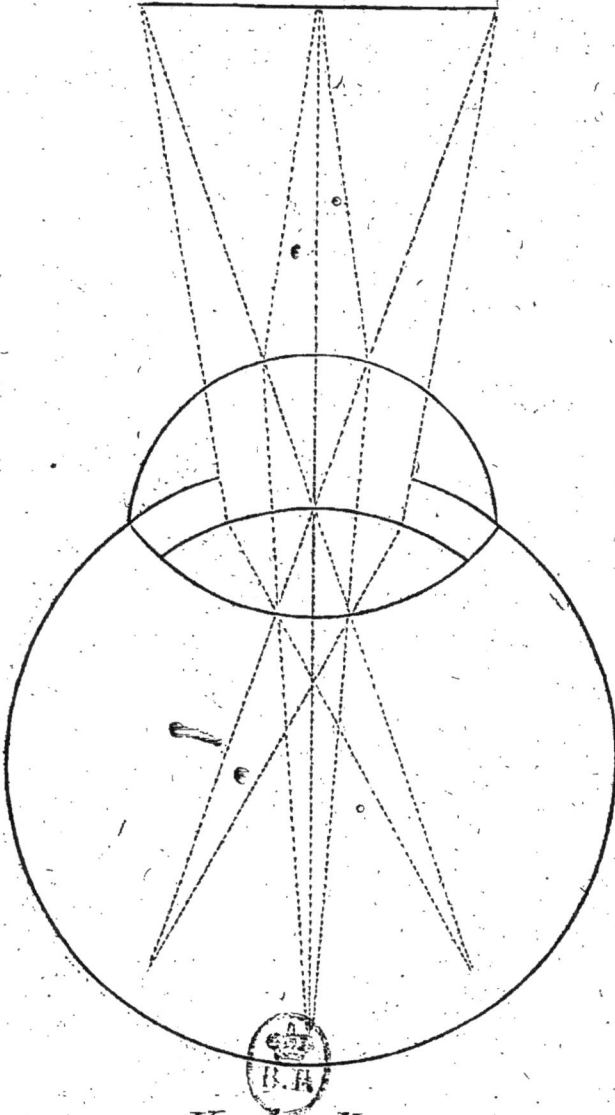

Planche V.

Vue des Myopes.

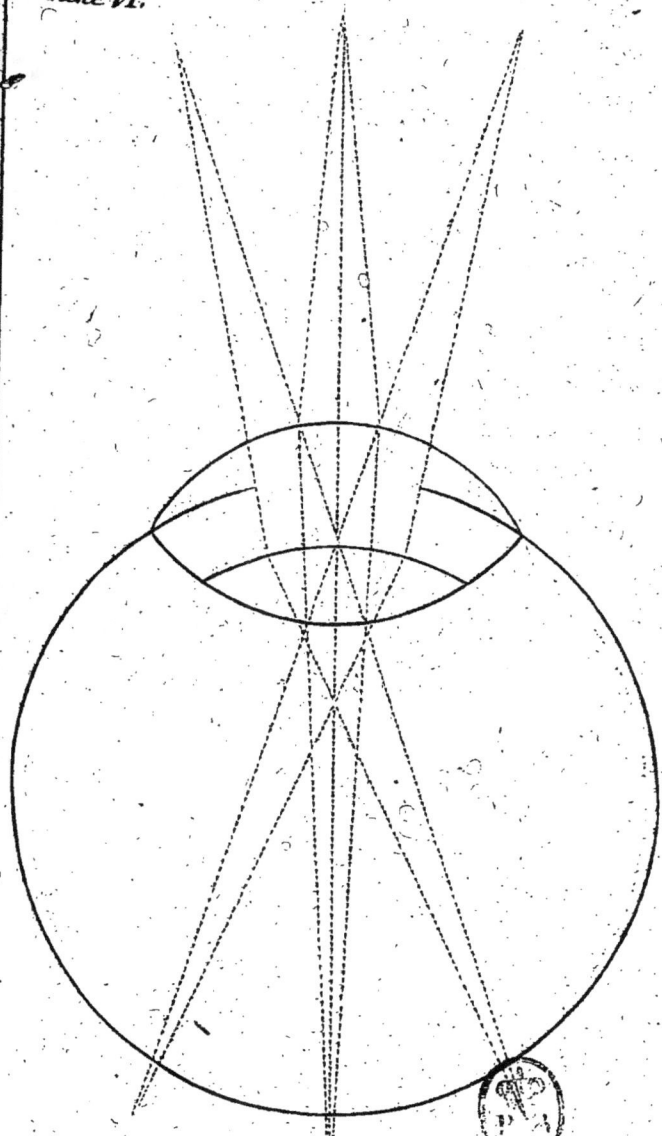

Planche VI.

Vue des Presbytes

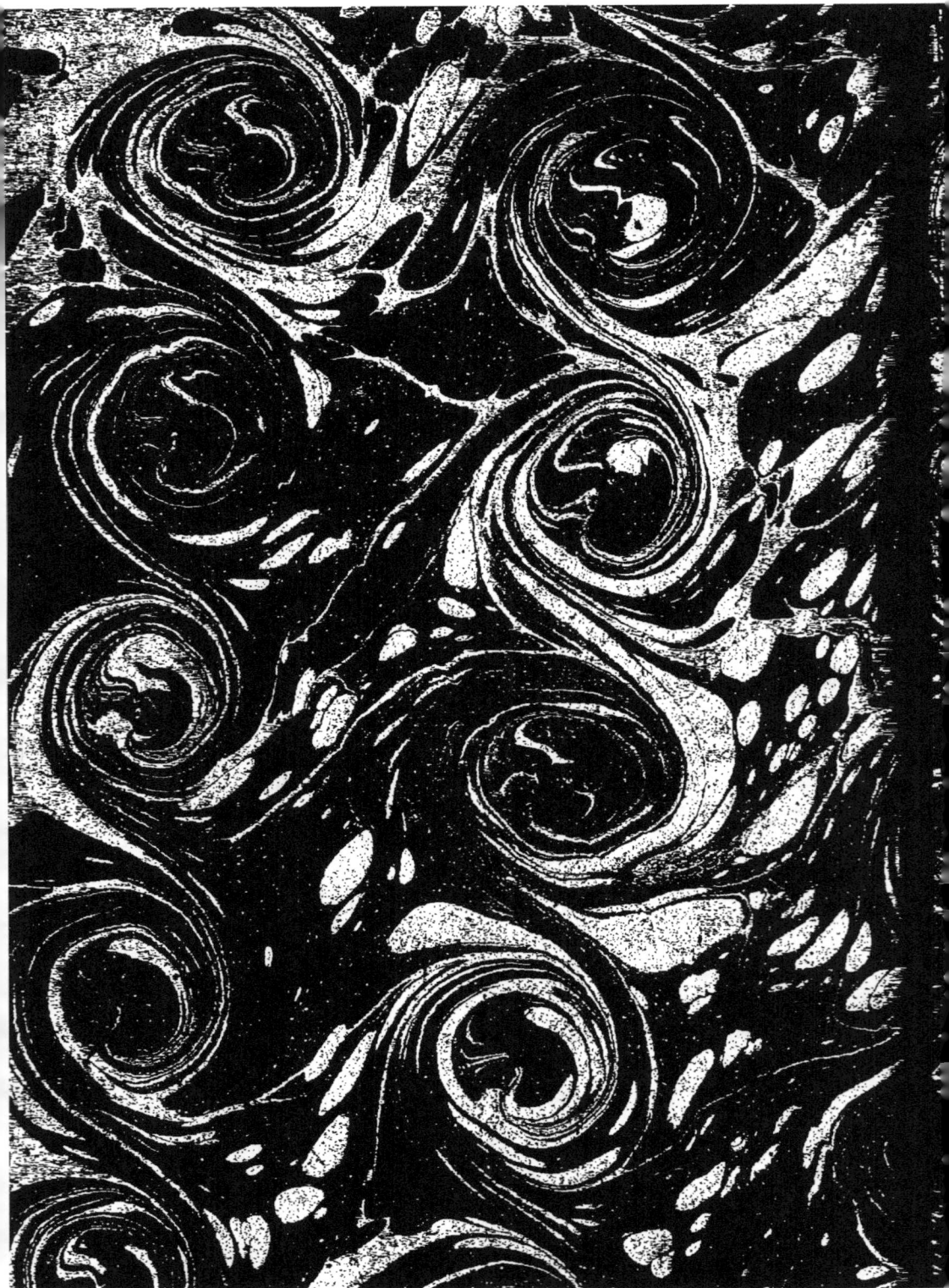